1分で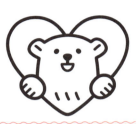
精神症状
が学べる本 304

**筑波大学医学医療系臨床医学域
精神神経科 講師** 松崎朝樹

KADOKAWA

はじめに

世の中にありふれた「自分とは違う人」

　SNSでは、毎日のようになにかしらの原因で炎上が起きている。中には、知人でもないただ見かけただけの人について見当違いな論評を行い、それがもとで多方面から攻撃を受けるようなケースもある。

　そうした問題を引き起こすきっかけは、たいてい「自分とは違う人」に対する間違った過剰反応にある。

　たとえば、電車の中で車内放送の真似を繰り返す人がいたとかいうことを、いちいちネットで発信する人もいる。発信主がその人に何か攻撃をされたのだろうか。恐らくしていないだろう。それにもかかわらず、ネガティブな言動とともに、「不審者」扱いすることさえある。

　こうした投稿を見ると、精神医学に携わる者としてひどく悲しくなる。彼らは断じて、不審者なんかじゃない。

　そもそも、不審者というのは警察が用いる用語で、空き巣の下見をしているような、明らかに犯罪に関わりそうな行動が見られる人のことだ。

　車内放送の真似を繰り返している人は、「エコラリア」という症状が出ているのかもしれない（P124参照）。これは、自閉スペクトラム症（P120参照）などさまざまな原因で生じる、いわばよくあるものだ。

　いずれにしても、彼らはいつも通りの自分らしい生活をし

たいだけであり、誰にも迷惑をかけるつもりなどないし、かけてもいない。

不必要な怯えを取り去る正しい知識

　彼らの症状は、あなたがイライラしてつい机をトントンと指先で叩いてしまったり、無意識に貧乏揺すりをしてしまったり、心配事があって人の話がうわの空になってしまったりするのとたいした違いはない。

　そうしたことを周囲に見とがめられて不審者扱いされたら、どれほど生きづらいか想像してみてほしい。

　もっとも私は、誰かを不審者扱いしてしまった人たちを責めるつもりもない。その人たちはその人たちで、四方八方から無知ぶりを叩かれ炎上しているのだから気の毒にも思う。

　要するに、正しいことを知らなかったからこそ、本来まったく危険性のかけらもないことに対して、不必要な怯えを抱いてしまっているのだ。

　このような、どちらにとっても不幸な状況を目の当たりにして、むしろ反省すべきなのは、精神医学に関わる私たちのような者なのだという思いを強くしている。
「もっともっと、正しい知識を伝える努力をしなくてはいけないのだ」と。

　世の中の人たちが、さまざまな精神症状について理解を深めてくれたら、こうした不毛な応酬は減っていくだろう。一人ひとりが、周囲によくあるいろいろな精神症状について正しく理解し、受け入れる社会をつくらなければいけない。

それが、私が日々YouTubeで精神医学について発信している理由のひとつであり、本書を書いたきっかけでもある。

ありとあらゆる精神症状を網羅

　私が前著『教養としての精神医学』を記して、早くも１年以上が経過した。前著では「DSM-5」という診断マニュアルに基づいて、さまざまな精神障害について一通り説明した。

　本書では、さらに視野を広げ、明らかな精神障害によるものから、病気とまでは言えないけれど誰にでも起きがちなものまで含め、ありとあらゆる精神症状について網羅し解説した。

　その中には、「HSP」（P266参照）や「インポスター症候群」（P314参照）など、精神科の現場ではあまり扱われることはないが、一般的に広く耳にすることがあるだろう用語も含んでいる。

　こうした用語は、なまじ世の中で拡散されているがゆえに、多くの人が「なんとなく、こういう意味だよね」という曖昧な解釈で使っている。そのことを、精神医学に携わる医療者として無視していてはならないだろう。正確な意味を人々と共有しておくことは、いらぬ誤解や葛藤を招かないようにするためにも非常に重要だと考える。

　その結果、私が本書で紹介する精神症状の項目は、実に304にも及んだ。かなり多いと思われるだろうが、それだけ私たちの周囲にはさまざまな精神症状があふれているということだ。言い方を変えれば、精神症状はごくありふれたものであり、「遠い誰かの話」ではないという理解に行き着くはずである。

誰が読んでも果実が得られる

　私が本書を誰に向けて書いたのかと言えば、第一に、日常的に病気の人と接していない、非医療者である。

　パラパラと気の向くままにページをめくり、「へえ、こんな症状があるんだ」と興味を持ってくれるだけでも大きな意味があると思っている。

　加えて、基本的な医学用語を解説してあるため、医学生や看護学生といった医療系の学生が読んでも役立つはずだ。

　本書によって、精神科領域に関心を深めてくれれば嬉しいし、たとえ将来どの分野を専門にするとしても、精神医学の知識が無駄になることはないだろう。

　さらに、すでに精神科の医療者という立場にある人たちにとっても、読む価値はあるだけの本格的な内容を含んでいる。

　精神医療にまつわる情報は、日々更新を重ねている。にもかかわらず、精神医療の臨床現場は大変に多忙であり、ともすれば勉強の時間がなかなか取れないということになりがちだ。

　そうした状況にあって、本書が少しでも助けになるのではないかと思う。

正常な精神と障害の間には、
明確な境目が見つけにくい

　ただし、専門家ではない一般の人たちが読み進める上で、注意してもらいたい点がある。

あなた自身についても、家族など周囲の人についても、本書にある症状と照らし合わせ「○○病だ」などと決めつけることはしないでほしい。

　もし、気にかかることがあり、「これかな？」と思えても断定せず、何か問題が起きているようであれば、本書を手に医療機関を訪ね、「これだと思うのですが」と相談を持ちかけてもらうのがいいだろう。

　そもそも精神医療においては、がんや糖尿病、高血圧など検査で確定しやすい病気を扱う分野と違って、専門医であっても正式な診断を下すのは難しい。正常な精神状態と精神障害の間には、明確な境目が見つけにくいのだ。

　そうした事柄について、専門知識の少ない一般人が診断にまで及んでしまうのはあまりにも危険である。

　もちろん、見も知らぬ人、たとえば電車に乗り合わせた人などについても、決めつけることはやめてほしい。

　私が本書を書いたのは、あなたとちょっと違う言動をとっている人がいても「ありがちなことで、何も問題はないんだ」という理解を深めてもらうためであり、「あの人は○○だ」という判断材料を提供したいからではない。

あなたが悩んでいる問題に名前があるかもしれない

　精神医学というと、しばしば難解で小難しいものと捉えられがちだ。しかし、一つひとつの症状として見ていけば、案外身近なものだということがわかるだろう。

実際に、あなた自身も周囲の人たちも、本書に登場する1人でありうる。

　もしかしたら、あなたは普段から、なんとなく説明しがたい心の不調を抱えているかもしれない。病気というほどではないけれど快調さは得られにくいという程度かもしれないし、実は結構つらい思いをしているかもしれない。

　そうした、今まさに自分が苦しんでいる状態に「名前」があることに、本書によって気づく人もいるだろう。

　詩人ゲーテは「人に見えるものはその人が知るものだけだ」という言葉を残している。

　この本にある言葉を知ることで、より心健やかに過ごすためのヒントを見つけ出してくれたら嬉しい。

　あるいは、身近な人もそうでない人も含め、周囲の人たちについて「この症状なのかも」と思うこともあるだろう。

　そんなときは、その項目を熟読し、その人に起きていることを正しく理解してほしい。そして、その人はあなたの敵ではなく、あなたとなんら変わらない社会の一員であるということを認識してほしい。

「自分は普通ど真ん中だ」と思っている人も、実はそうではなく、もともと「ど真ん中」の人など存在しないということに考えをいたらせてほしい。

　それによって多くの人たちが、あらゆる偏見から自由になり、お互いに支え合う温かい社会を形成する一助となれば、著者として望外の喜びである。

目次

はじめに	2
DSM-5とは何か	18
本書の使い方	21

1 気分障害

1	うつ病 （大うつ病性障害）	23
2	抑うつ気分	24
3	精神運動制止 （精神運動抑制）	25
4	精神運動興奮	26
5	仮面うつ病	27
6	微小妄想	28
7	貧困妄想	29
8	心気妄想	29
9	罪業妄想	30
10	双極症（双極性障害）	31
11	躁状態	32
12	Ⅰ型/Ⅱ型・混合状態 ・ラピッドサイクラー	33

13	混合状態	34
14	誇大妄想	35
15	メランコリア	36
16	非定型うつ病	37
17	アパシー	38
18	アンヘドニア	38
19	アクティベーション 症候群	39
20	デモラリゼーション	40
21	観念奔逸	41
22	コタール症候群	42
23	気分変調症	43
24	気分循環症	44
25	適応反応症（適応障害）	45
26	月経前不快気分障害	46
27	微笑みうつ病	47
28	新型うつ病	47
29	季節性うつ病	48
30	退行期うつ病	49
31	バーンアウト症候群 （燃え尽き症候群）	50

32	荷下ろしうつ病	50
33	空の巣症候群	51
34	引っ越しうつ病	52
35	マリッジブルー	53
36	昇進うつ病	53
37	テクノストレス症候群	54
38	スチューデントアパシー	55
39	根こぎうつ病	56
40	ブルーマンデー症候群	57
41	カサンドラ症候群	58

2 不安・強迫

42	強迫症	60
43	確認強迫	61
44	洗浄強迫	62
45	まさにピッタリ感	62
46	メンタルチェッキング	63
47	純粋強迫観念	64
48	加害恐怖	64
49	ためこみ症	65
50	皮膚むしり症	66
51	醜形恐怖症 （身体醜形症）	67

52	パニック発作	68
53	過換気症候群	69
54	パニック症 （パニック障害）	70
55	予期不安	71
56	広場恐怖	72
57	分離不安症	73
58	社交不安症	74
59	確信型対人恐怖	75
60	場面緘黙（選択性緘黙）	76
61	全般不安症	77
62	病気不安症	77
63	閉所恐怖症	78
64	高所恐怖症	78
65	注射恐怖症	79
66	トライポフォビア	80

3 解離

67	解離症	82
68	離人症	83
69	解離性健忘	84
70	解離性同一症	85
71	イマジナリー コンパニオン	86

| 72 | ガンザー症候群 | 87 |

4 トラウマ・ストレス

73	心的外傷後ストレス症	89
74	フラッシュバック	90
75	複雑性PTSD	91
76	遷延性悲嘆症	92

5 愛着障害

77	愛着障害	94
78	脱抑制型対人交流症	95
79	反応性アタッチメント障害	96
80	逆境的小児期体験	97
81	発達性トラウマ障害	98

6 依存・嗜癖

| 82 | アルコール依存症 | 100 |
| 83 | 酩酊 | 101 |

84	耐性	102
85	アルコール離脱症状	103
86	イネイブリング	104
87	共依存	105
88	精神依存と身体依存	106
89	ウェルニッケ脳症とコルサコフ症候群	107
90	依存と嗜癖	108
91	パイロマニア	108
92	クレプトマニア	109
93	インターネットゲーム行動症	110
94	ギャンブル障害	111
95	買い物依存症	112
96	トリコチロマニア	113
97	ラプンツェル症候群	114
98	爪嚙症	115
99	遅延報酬割引	116
100	動因喪失症候群	117

7 発達障害

| 101 | 発達障害 | 119 |
| 102 | 自閉スペクトラム症 | 120 |

103	ウイングの3つ組	121
104	アスペルガー症候群	122
105	クレーン現象	123
106	逆さバイバイ	123
107	エコラリア	124
108	タイムスリップ現象	125
109	重ね着症候群	126
110	社会的語用論的コミュニケーション症	127
111	注意欠如多動症	128
112	過集中	129
113	チック症	130
114	トゥレット症候群	131
115	吃音／どもり	132
116	限局性学習症	133
117	ディスカリキュリア	134
118	ディスグラフィア	134
119	ディスレクシア	135
120	知的発達症	136
121	サヴァン症候群	137
122	発達性協調運動症	138
123	ギフテッド	139

8 思春期

124	青年期危機	141
125	自己臭症	142
126	思春期妄想症	143
127	自己視線恐怖	144
128	自我漏洩症状	145

9 周産期

129	周産期うつ病	147
130	マタニティブルーズ	148
131	ボンディング障害	149
132	産褥期精神病	150
133	赤ちゃん部屋のおばけ	151

10 身体的問題

134	症状精神病	153
135	心気症	154
136	心身症	155
137	せん妄	156

138	通過症候群	157
139	アカシジア	158
140	ピサ症候群	159
141	慢性疲労症候群	160
142	身体化障害	161
143	身体表現性障害	162
144	機能性神経学的症状症	163
145	ミュンヒハウゼン症候群	164
146	聴覚過敏	165

11 睡眠

147	睡眠時無呼吸症候群	167
148	概日リズム睡眠・覚醒障害	168
149	ナルコレプシー	169
150	金縛り・睡眠麻痺	170
151	レストレスレッグス症候群	171
152	眠り姫症候群	171
153	睡眠時遊行症	172
154	夜驚症	173
155	レム睡眠行動異常症	174
156	悪夢障害	175

| 157 | 睡眠関連摂食障害 | 176 |

12 性

158	パラフィリア	178
159	フェティシズム	178
160	服装倒錯	179
161	ペドフィリア	180
162	ズーフィリア	181
163	ネクロフィリア	181

13 摂食障害

164	神経性やせ症	183
165	身体像障害、ボディイメージの障害	184
166	過食症	185
167	異食症	186
168	神経性オルトレキシア	187
169	氷食症	188

14 統合失調症

170	統合失調症	190
171	陽性症状と陰性症状	191
172	幻覚	192
173	妄想	193
174	連合弛緩	194
175	カタトニア（緊張病）	195
176	妄想気分	196
177	シュナイダーの 一級症状	197
178	ブロイラーの 4つのA	198
179	病識欠如	199
180	自我障害	200
181	感情鈍麻	201
182	妄想知覚	202
183	妄想着想	203
184	関係妄想	204
185	注察妄想	204
186	被害妄想	205
187	被毒妄想	206
188	思考伝播	207
189	思考化声	207

190	思考吹入	208
191	思考奪取	209
192	作為体験	209
193	世界没落体験	210
194	クレランボー症候群 （恋愛妄想）	211
195	憑依妄想	212
196	復権妄想	212
197	皮膚寄生虫妄想 （エクボム症候群）	213
198	無力妄想	214
199	敏感関係妄想	214
200	ドリトル現象	215
201	小動物幻視	216
202	自生思考	216
203	プレコックス感	217
204	トレマ	218
205	アポフェニー	219
206	言語新作	220
207	自明性の喪失	221
208	二重見当識	222
209	アンテフェストゥムと ポストフェストゥム	223
210	知覚変容発作	224
211	妄想症	225
212	統合失調感情症	226

213	非定型精神病	227
214	アットリスク精神状態	228
215	二人組精神病	229

15 幻覚・妄想

216	錯覚	231
217	実体的意識性	232
218	パレイドリア	233
219	シャルル・ボネ症候群	234
220	音楽性幻聴	235
221	セネストパチー	236
222	キネトプシア	236
223	域外幻覚	237
224	不思議の国のアリス症候群	238
225	エイリアンハンド	239
226	パロスミア	240
227	想像妊娠	241
228	クヴァード症候群	242
229	ライカントロピー	243

16 素行

230	素行症	245
231	間欠爆発症	246
232	重篤気分調節症	247
233	反抗挑発症	248

17 パーソナリティ症

234	ボーダーラインパーソナリティ症	250
235	投影性同一視	251
236	見捨てられ不安	252
237	スプリッティング	253
238	同一性障害	254
239	アクティングアウト	255
240	シゾイドパーソナリティ症	256
241	猜疑性パーソナリティ症	257
242	統合失調型パーソナリティ症	258
243	演技性パーソナリティ症	259
244	自己愛性パーソナリティ症	260

245	反社会性 パーソナリティ症	261
246	強迫性パーソナリティ症	262
247	回避性パーソナリティ症	263
248	依存性パーソナリティ症	264
249	サイコパス	265
250	HSP	266

18 認知症

251	アルツハイマー型 認知症	268
252	レビー小体型認知症	269
253	血管性認知症	270
254	ピック病 （前頭側頭型認知症）	271
255	仮性認知症	272
256	正常圧水頭症	273
257	一過性 てんかん性健忘	274
258	高次脳機能障害	275
259	嗜銀顆粒性認知症	276
260	失見当識	276
261	とりつくろい反応	277
262	ヘッドターニングサイン	278

263	感情失禁	278
264	夕暮れ症候群	279
265	喚語困難	280
266	錯語	280
267	TV徴候	281
268	鏡徴候	282
269	幻の同居人	283
270	ふざけ症	284
271	相貌失認	285
272	ディオゲネス症候群	286
273	物盗られ妄想	287
274	過ぎ去り幻覚	288
275	オセロ症候群 （嫉妬妄想）	289
276	カプグラ症候群	290
277	フレゴリの錯覚	291
278	接触欠損パラノイド	292

19 性的多様性

279	性別違和 （性同一性障害）	294
280	同性愛	295

20 その他

281	内因性/心因性/外因性	297
282	陽性転移と陰性転移	298
283	エディプス・コンプレックス	299
284	アニミズム	300
285	心神喪失/心神耗弱	301
286	デジャブ	302
287	アンビバレンス	303
288	アレキシサイミア	304
289	反芻思考	305
290	ルサンチマン	306
291	転移性恋愛	307
292	不登校	307
293	ひきこもり	308
294	アダルトチルドレン	309
295	ヤングケアラー	310
296	青い鳥症候群	311
297	ピーターパン症候群	312
298	シンデレラ・コンプレックス	313
299	インポスター症候群	314
300	ガッデム症候群	315

301	ストックホルム症候群	316
302	ガス灯現象	317
303	蛙化現象	318
304	共感覚	319

あとがき　　320

Index　　322

編集協力／中村富美枝
デザイン／上坊菜々子
イラスト(カバー)／山内庸資
イラスト(本文)／黒見司(sugar)
DTP／向阪伸一(ニシ工芸)
校正／玄冬書林
編集／中島元子(KADOKAWA)

コラム

DSM-5とは何か

　本書では、たびたび「DSM-5」という言葉が出てくる。DSMは「Diagnostic and Statistical Manual of Mental Disorders」の略で、「精神障害の診断と統計マニュアル」となる。

　米国精神医学会がまとめており、1952年に第1版が発行され、その後、改訂を重ねてきた。その第5版がDSM-5である。DSM-5は、現代の精神医療の臨床現場における診断の指標となっている。

　もともと精神障害の多くは、数値や画像で判断できるような明確な検査がない。そのため、診察する医師によって診断がぶれる側面があることは否めない。

　過去には、そのブレが大きく、医師のさじ加減次第という状況について「精神医療という名の人権侵害」「精神医療という名の非科学」として、懐疑の目が向けられた。

　こうした「反精神医学（Anti-Psychiatry）」の動きも背景にあって、1980年に改訂されたDSM-Ⅲでは、症状をもとにアルゴリズムで診断する「操作的診断」が用いられるようになった。そこでは、原因を扱うことは保留し、病気を症候群（症状の集まり）として捉えようとしている。

　さらに、1994年のDSM-Ⅳ、2013年にDSM-5と改訂を重ねるにつれ、その内容は洗練されていった。

私自身、患者さんを診るときも、YouTubeでの発信などの際にも、DSM-5の診断基準に準じている。

　当然のことながら、本書においても、DSM-5に従うところが多く、その名が頻出することになる。

　なお、DSM-5が発行された9年後の2022年に、「TR版（DSM-5-TR）」が出ている。

　TRは「Text Revision」の略で、すなわち「本文改訂」の意味だ。主に有病率、経過、予後など時間の経過によって明らかになってきた部分について変更が加えられている。

　また、DSM-5-TRの日本語版では、「○○障害」を「○○症」と置き換える作業が進んでいる。

「障害」と「障碍」

　精神障害の「障害」は、秩序の乱れや不調を表す「disorder」であり、可逆性のものが多い。それを、能力の欠如や不自由を意味し、不可逆性のものが多い「disability」と混同することを避けるためである。また、「障害」という言葉が我が子に使われたときに、親に生じるショックや誤解も勘案している。

　そうした流れを汲んでか、世間では「障碍」という語を用いる人もいる。しかし、「碍」の字は「障碍」のほかに一般的に使われる頻度が少なく、常用漢字に採用されていない。

　もともと、「障碍」は「しょうげ」と読み、「悪魔や怨霊が邪魔をすること」という意味がある。そういう言葉を、妄想的になる人もいる精神障害に用いることに、私個人は抵抗感が強い。

また、本人が苦しんでいる、その精神的問題を「害」とする表現は妥当とする考え方もある。

　さらに、精神的問題を抱える人からすれば、社会に出ることが困難な状態は、障害物競走のようなハードル（障害）が世の中にあるようなもので、「障害」の表記が妥当とも言われている。

　こうしたさまざまな状況を鑑み、医学界では「障害」という言葉が用いられることは多く、本書でも「障害」という言葉が多く登場することはご理解いただきたい。

　精神医学には、基準や用語など、いろいろな課題は残されているが、確実に進歩を重ねている。この本はDSM-5を中心に、そして、DSM-5では扱われていないものも含めて、さまざまな精神障害を紹介しており、皆さんに参考にしてもらえることを願っている。

本書の使い方

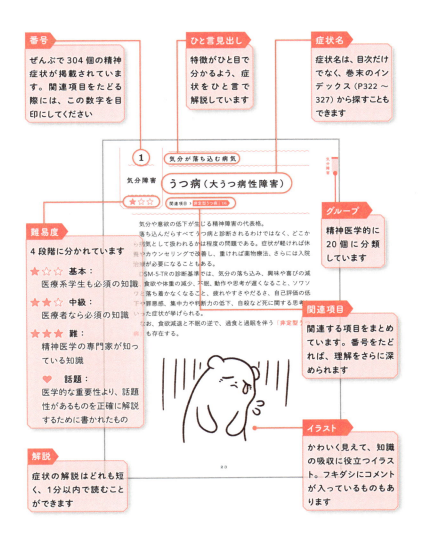

番号
ぜんぶで304個の精神症状が掲載されています。関連項目をたどる際には、この数字を目印にしてください

ひと言見出し
特徴がひと目で分かるよう、症状をひと言で解説しています

症状名
症状名は、目次だけでなく、巻末のインデックス（P322～327）から探すこともできます

グループ
精神医学的に20個に分類しています

関連項目
関連する項目をまとめています。番号をたどれば、理解をさらに深められます

イラスト
かわいく見えて、知識の吸収に役立つイラスト。フキダシにコメントが入っているものもあります

難易度
4段階に分かれています

★☆☆ **基本**：
医療系学生も必須の知識

★★☆ **中級**：
医療者なら必須の知識

★★★ **難**：
精神医学の専門家が知っている知識

♥ **話題**：
医学的な重要性より、話題性があるものを正確に解説するために書かれたもの

解説
症状の解説はどれも短く、1分以内で読むことができます

※掲載の内容には細心の注意を払っておりますが、万が一本書の内容によって不測の事故等が起こった場合、著者、出版社はその責を負いかねますことをご了承ください。

1

気分障害

1 気分障害

気分が落ち込む病気

うつ病（大うつ病性障害）

関連項目 > 非定型うつ病 | 16

　気分や意欲の低下が生じる精神障害の代表格。

　落ち込んだらすべてうつ病と診断されるわけではなく、どこから病気として扱われるかは程度の問題である。症状が軽ければ休養やカウンセリングで改善し、重ければ薬物療法、さらには入院治療が必要になることもある。

　DSM-5-TRの診断基準では、気分の落ち込み、興味や喜びの減退、食欲や体重の減少、不眠、動作や思考が遅くなること、ソワソワと落ち着かなくなること、疲れやすさやだるさ、自己評価の低下や罪悪感、集中力や判断力の低下、自殺など死に関する思考といった症状が挙げられる。

　なお、食欲減退と不眠の逆で、過食と過眠を伴う「非定型うつ病」も存在する。

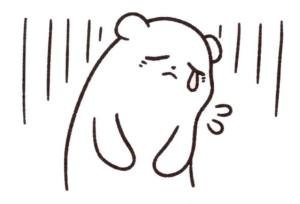

2 気分障害

気分の落ち込み

抑うつ気分

関連項目 ▶ うつ病（大うつ病性障害） 1

　気が滅入る、気分が沈む、落ち込む、気持ちが晴れない、憂鬱、もの悲しいなどと表現される不快な気持ちのことを、一般的に「抑うつ気分」と言う。「悲哀」とも呼ばれる。
　うつ病など病気の気分障害では、「自生的」と呼ばれる特にきっかけのない抑うつ気分が生じる。
　一方で、病気でなくとも、対人関係や仕事上の問題や失敗などがあったときにも落ち込みは生じ、これらは「反応性」の抑うつである。なかでも、大切な人や親しい人を失ったときの強い悲しみは「悲嘆」と呼ばれる。
　さらに、「生気的抑うつ」「生気的悲哀」と言われる抑うつもあり、胃、胸などに搔きむしりたくなるような重苦しい圧迫感や不快な感覚を伴う。
　「気分が良くない」というのを聞いたとき、単純に「気分が悪い」「吐き気がする」などという訴えとは区別する必要がある。

> 気分の落ち込みのすべてが病気ではありませんが、うつ病には気をつけたいものです

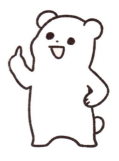

3 気分障害

動けなくなること

精神運動制止
（精神運動抑制）

関連項目 ▶ うつ病（大うつ病性障害） | 1　双極症（双極性障害） | 10

　うつ病や双極症で落ち込んでいる状態、つまり抑うつ状態にあると、精神運動制止あるいは精神運動抑制と呼ばれる症状が生じることがある。

　精神運動とは、精神活動に起因した心や体の動きのことで、その制止・抑制には2つの要素がある。ひとつは不活発、すなわち動き出せないこと。もうひとつが緩慢、すなわち遅くなることだ。

　主観的には発想が乏しくなるだろうし、頭が回らないように感じることもあるはずだ。会話をしていて、簡単な質問に即座に応じられない応答潜時の延長が生じたり、話すべき内容が出てこず途中で止まってしまったり、ゆっくりとしか話せなかったりする。

　身体活動も思うようにパッパとできず、何かしようとしても行動に移せないとか、行動できてものろのろしたものになる。

　このように、精神運動制止はさまざまな形であらわれる。

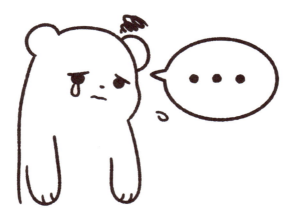

4 気分障害

激しい興奮

精神運動興奮

関連項目 > うつ病(大うつ病性障害) | 1　躁状態 | 11　幻覚 | 172
妄想 | 173　カタトニア(緊張病) | 175

　精神運動とは、精神活動に起因した心や体の動きのことで、精神運動興奮とは、叫んだり暴れたりといった言動が観察される激しい興奮状態を指す。

　ただし、健康な人が楽しく騒ぐものでも、何か明確な意図があって騒ぐものでもなく、精神障害によって生じるものをさす。幻覚・妄想状態に左右されて普段とは異なる精神状態になって興奮することもあれば、躁状態で気分が高ぶったり怒ったりして興奮することもあれば、重度のうつ病の強い不安・焦燥で興奮することもあれば、「カタトニア」と呼ばれる緊張病で、内容の理解が困難な激しい興奮状態が生じることもある。

> 異常な興奮は、いろんな精神障害で引き起こされることがあるものです

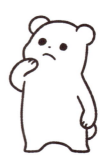

5 気分障害

自分で気づけないうつ病
仮面うつ病

関連項目 › うつ病（大うつ病性障害） | 1

　抑うつなど精神症状の訴えが乏しく、身体症状の訴えが目立つ**うつ病**のこと。

　うつ病では、物事が楽しめなくなる、意欲が落ちるといった精神症状だけでなく、食欲が落ちたり、体がだるくて疲れやすかったり、頭・腰・首・背中など体のあちこちが痛かったり、性欲が落ちたりと、さまざまな身体症状を伴うことが多い。

　そのため、本人も気づかないまま内科などを受診し、身体症状のみを訴えることで、うつ病が見落とされるケースがある。

　このように、「うつ病の人に生じるさまざまな神経症的な症状が前景に立つと、うつ病自体がマスクされる」ことを認識したクラールが1958年に「Masked Depression」として提唱した概念である。「隠れうつ病」とでも訳されれば良かったはずが、直訳に近い仮面うつ病となった。

　仮面うつ病であれば、その身体症状も、うつ病の治療で良くなりうる。

6 気分障害

うつ病で生じる妄想

微小妄想

★☆☆

関連項目 › うつ病（大うつ病性障害）| 1 貧困妄想 | 7 心気妄想 | 8
罪業妄想 | 9 双極症（双極性障害）| 10 妄想 | 173

うつ病や双極症で落ち込んでいるときに生じる妄想のうち、自己の価値などを非現実的にまで低いと確信する妄想のことを微小妄想と言う。

代表的なものとして、次の3つがある。

1 貧困妄想
2 心気妄想
3 罪業妄想（ざいごう）/罪責妄想（ざいせき）

いずれも、「ちょっと自信をなくしている」というよくあるレベルではなく、激しく確固たる内容で取り返しのつかない大変なことになったと絶望しているものである。そのため、カウンセリングでは済まず、薬物療法が必要となる。

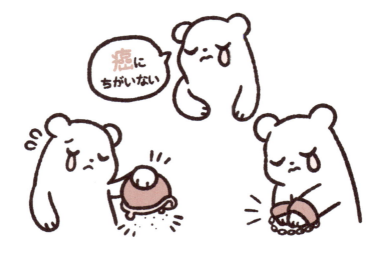

7 気分障害

無一文になったと思う妄想

貧困妄想

関連項目 ▶ うつ病（大うつ病性障害）｜ 1 　微小妄想 ｜ 6 　双極症（双極性障害）｜ 10

　うつ病や双極症などで落ち込んでいる状態、ひどい抑うつ状態で生じることがある微小妄想のひとつ。

　客観的には大丈夫なはずなのに、自分のせいで経済的に困窮し家族や関係者まで巻き込み大変なことになったと絶望する。「お金がない」「無一文になってしまった」「破産して医療費も払えない」「一家が路頭に迷うことになる」「莫大な借金があるはずだ」などと言い出したりする。

　ただ経済的に心配しているレベルではなく、取り返しのつかない大変な状況を確信するものである。

8 気分障害

体の病気だと思い込む妄想

心気妄想

関連項目 ▶ うつ病（大うつ病性障害）｜ 1 　微小妄想 ｜ 6 　双極症（双極性障害）｜ 10

　「心気」とは、体の状況にとらわれることを表す用語である。古くは心臓を含む胸の部分を指し、やがては胸から胴体、いわゆる「体」を指す言葉となった。

　心気妄想は、客観的には体に何の問題もないはずなのに、自分は取り返しのつかない健康状態で重大な病気にかかっていると確信するものだ。病院を受診し、診察や検査を受け、問題がないことを告げられても納得せず、「私、がんなんですよね」「違います

よ」「そうおっしゃるのは、もう治しようのないがんということなんですね」といった会話を繰り返すことになる。

うつ病や双極症などで落ち込んでいる状態、抑うつ状態、それもひどい抑うつ状態で生じることがあるもの。

9
気分障害
★☆☆

大変な罪に絶望する妄想

罪業妄想（ざいごう）

関連項目 ▶ うつ病（大うつ病性障害）｜ 1　微小妄想 ｜ 6
双極症（双極性障害）｜ 10

　客観的には何もしていないはずなのに、自分が取り返しのつかない大変な罪を犯してしまったと確信するのが罪業妄想である。「罪責妄想（ざいせき）」とも言う。

　その罪の内容はさまざまだが、たとえば、自分が何らかの形で人を殺してしまったはずだと思い込んだり、何十年も昔の幼い頃に駄菓子を万引きしたことによって今になって逮捕されると思い悩んだりする。

　自分に自信を持てなかったり、自分を責めたりする程度のことは普通の抑うつ状態でも生じうるが、その極端なものが罪業妄想である。

　うつ病や双極症の激しい抑うつ状態で生じる。

10 気分障害

気分が変動する双極性障害

双極症（双極性障害）

関連項目 > うつ病（大うつ病性障害） | 1　躁状態 | 11

　人は生きていれば、好調で楽しいときも、不調で落ち込む時期もある。良いことや悪いことがあったとき、あるいは季節によって、あるいは何もなくても自然に変動する。

　ただ、その変動が大きく、気分や意欲が強く落ちる抑うつ状態と、普段とは明らかに違うレベルで調子が高い躁状態が生じることがあるのが双極症である。「双極性障害」とも言われる。

　抑うつ状態だけのときには、うつ病か双極症かはわからないが、躁状態の経験があればうつ病ではなく双極症だと診断がつく。

　双極症は一般的に、若い頃から始まり長期的に続く。

　完治するものではないが、生活リズムを整えることや、気分安定薬や非定型抗精神病薬による治療によって調子を安定させることが可能だ。

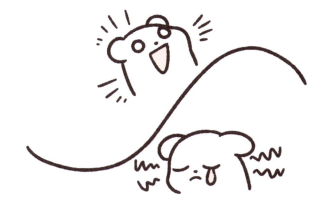

11 躁状態

気分障害

上がりすぎるテンションや意欲

関連項目 ▶ 双極症（双極性障害） | 10　観念奔逸 | 21

　双極症では、落ち込んだ抑うつ状態と、気分や意欲が高まった躁状態が生じる。

　抑うつ状態だけではうつ病と見分けがつかないが、以下のような躁の症状がいくつもある時期があれば双極症と診断できる。

　気分が高まりテンションが上がる。
　怒りっぽくなる。
　あれこれ気になり注意が散漫になる。
　頭の中で考えがひしめき合って止まらない。
　眠れなくなり、睡眠時間が短くてもいい気になる。
　考えがまとまらなくなる観念奔逸。
　喋りたくてしょうがなくなり多弁になる談話心迫。
　意欲があふれて多動になる行為心迫。
　自分がすごい存在に思え、何でもできる気になる誇大性。

　なお、好調だと思う程度の軽躁エピソードもあれば、すごく困ったことが起き、すぐ精神科病院へ入院が必要になるレベルの躁エピソードもある。

12 気分障害 ★★☆

双極のいろいろ
Ⅰ型/Ⅱ型・混合状態・ラピッドサイクラー

関連項目 ▶ うつ病（大うつ病性障害）｜1　双極症（双極性障害）｜10
躁状態｜11　混合状態｜13

落ち込む抑うつ状態と、気分が高まる躁状態が生じるのが双極症だが、それにはⅠ型とⅡ型がある。

Ⅰ型では、抑うつエピソードと呼ばれる、うつ病かと思われるような抑うつ状態に加え、強い躁ですごく困ったことが起き、すぐ入院が必要になるレベルの躁エピソードが生じることがある。皆がイメージする「躁うつ病」のことだ。

一方、Ⅱ型は、躁は起きても普段より好調だと思う程度の軽躁エピソードで、主に抑うつ状態で困ることが多い。

また、ひどく落ち込みながら活動性が亢進して落ち着かず喋り続けるなど、躁の症状と抑うつ症状が混じった状態のことを「混合状態」と言う。

さらに、気分の揺れが多く、躁/軽躁エピソードや抑うつエピソードを年4回以上経験するものは「ラピッドサイクラー」と呼ぶ。

> 双極症にも色々あるもの。
> どれかがわかると、治療がまた
> 違ってくるかも

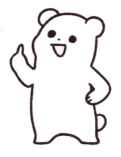

13 混合状態

気分障害 ★★☆

うつと躁が同時に出る双極症

関連項目 ▸ 双極症（双極性障害）| 10　躁状態 | 11

双極症では抑うつ状態や躁状態が生じるが、その「どちらか」ではなく「両方」が同時に生じるのが混合状態である。これを聞いて、「高い」と「低い」が同時に存在することに戸惑う人もいるだろう。精神活動の3つの要素である感情、精神運動、思考のそれぞれが、あるものが高く、あるものが低いのが混合状態だ。気分が爽快ではなく不機嫌な躁状態である「不快躁病」や、ソワソワと落ち着かない抑うつ状態である「焦燥性うつ病」がこれにあたる。自殺リスクが高まっている状態であり、注意が必要だ。

双極症の治療薬としては炭酸リチウムが有名だが、混合状態が生じる双極症はこの薬が効きづらく、他の薬が用いられる。

> 混合状態に気づかず、ただの
> うつ病だと思っていると治療が
> うまくいかないかも

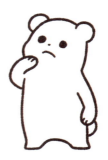

14 気分障害

自分がすごいと思い込む妄想

誇大妄想

★★☆

関連項目 ▶ 躁状態 | 11　統合失調症 | 170
クレランボー症候群（恋愛妄想）| 194

　双極症の**躁状態**、**統合失調症**などさまざまな状況で、自分の能力や価値を過信する誇大妄想が生じうる。具体的には、「私は王家の末裔（まつえい）だ」などと自分が高貴な家柄の生まれだという血統妄想、「あのアイドルは私の彼氏なの」などと有名人や高地位の人に愛されているという**恋愛妄想**/被愛妄想、「私は世界を変える大発明をした」などと重大な発見・発明をしたという発明妄想、「私は神からお告げを受けた」などと天からの啓示を授かったとする啓示妄想、「世界の未来が見えた」などと自分が予言者だとする予言者妄想、「私は選ばれた人間だ」などと自分が選ばれた人だとする選民妄想、自分が神だと思うことから預言者妄想、啓示妄想までを含む宗教的な宗教妄想/神秘妄想などだ。

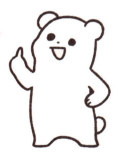

ちょっと自信がある程度ではなくて、とんでもない思い込みが精神障害では起こりうるものです

15 メランコリア

気分障害 ★★☆

うつ病の中核群の特徴

関連項目 ▶ うつ病(大うつ病性障害) | 1　抑うつ気分 | 2
　　　　　　精神運動制止(精神運動抑制) | 3

以下のような、特にうつ病らしい特徴をメランコリアと言う。

すべてのことが嬉しくなく楽しくない喜びの喪失。

良いことでも良い気持ちになれない快適な刺激への反応消失。

落胆、絶望、陰鬱、空虚感など、ただ落ち込むというレベルを超えた異常な抑うつ気分。

朝に不調が強く、昼や夜にいくらか楽になる朝の増悪(ぞうあく)。

朝早くに目が覚めがちな早朝覚醒。

何かしなければならないのに動けなかったり、動きや会話が遅くなる精神運動制止。

そわそわと落ち着かなくなる精神運動焦燥。

うつ病の典型である食欲減退。

自分を責めては後悔し続ける過剰な罪責感。

うつ病の診断基準を満たした上で、さらにこれらの要素があるものを「メランコリア型」と言う。

> メランコリアは黒を意味するメラノスと胆汁を意味するコレという言葉が語源。昔の人は黒い胆汁が原因だと思ってたんです

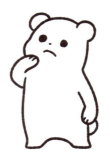

16 気分障害

過食や過眠が生じるうつ病

非定型うつ病

関連項目 › うつ病（大うつ病性障害）｜ 1　双極症（双極性障害）｜ 10
季節性うつ病｜ 29

　抑うつ気分や意欲減退などうつ病の診断基準を満たした上で、一般的なうつ病とは異なる一定の特徴を持つものを言う。

　非定型うつ病では、食欲が落ちずに過食になり、不眠ではなく普通よりも長く眠る過眠になる。

　また、まるで鉛でも入っているかのように手足や体が重く感じる鉛様麻痺や、対人関係上のネガティブな反応に過剰に反応する拒絶過敏性などが見られる。

　特に過食や過眠は重要な特徴で、季節性うつ病や双極症との関連が強い。

　一般的なうつ病と違って、予定を楽しみに待てたり、実際に楽しめたりするが、それが終わるとまたいつも通りに落ち込む。

> うつ病なのに、眠りすぎて食べすぎるなら非定型うつ病かも

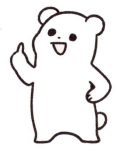

17 気分障害

意欲や関心の欠如

アパシー

関連項目 ▶ 陽性症状と陰性症状 | 171

　何かをしようという「思考」「情動」「行動」の３つが落ち、やる気がわかず、無関心・無感動となり、行動が減った状態のこと。
　うつ病は意欲が出ないことに苦しむ傾向があるのに対し、アパシーでは意欲が出ないこと自体にも無関心の傾向があるとされる。
　パーキンソン病、脳血管障害後遺症、認知症、統合失調症の陰性症状などさまざまな病気が原因として挙げられる。精神障害でなくても、この言葉を使うことがある。

18 気分障害

喜びを感じられないこと

アンヘドニア

関連項目 ▶ うつ病（大うつ病性障害） | 1　心的外傷後ストレス症 | 73
陽性症状と陰性症状 | 171

「快楽消失」とも呼ばれ、快楽の感受性が低下した陽性の感情が鈍麻した状態。音楽や映画などの娯楽を楽しめず、対人関係にも喜びを感じられない。
　統合失調症の陰性症状、うつ病などの気分障害の抑うつ状態、心的外傷後ストレス症、パーキンソン病などが原因となる。
　うつ病の人にアンヘドニアが生じると、感情の消失そのものが苦痛として訴えられるのに対し、統合失調症の陰性症状として生じても、本人から自発的に語られることはないとされる。

19 気分障害

抗うつ薬を飲んで生じる賦活症候群

アクティベーション症候群

関連項目 ▶ 躁状態 | 11　パニック発作 | 52　アカシジア | 139

抗うつ薬を開始した後に、不安、焦燥、**パニック発作**、不眠、易刺激性、敵意、衝動性、**アカシジア**、**躁状態**などが生じることを言う。「賦活症候群」とも呼ぶ。

うつ病や不安症を治そうとして抗うつ薬を服用し始めたとき、不調が生じているようなら注意が必要だが、それが抗うつ薬による治療効果以上に病気が悪化しているのか、それとも、抗うつ薬によるアクティベーション症候群が生じているのかの見分けが重要だ。

アクティベーション症候群ならば、内服を中止し方針を見なおすことも必要だ。また、うつ病を疑って抗うつ薬を使いアクティベーション症候群が生じたのであれば、双極症の可能性を考えねばならない。

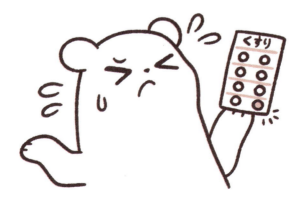

20 気分障害

意欲が失われるなどの不調

デモラリゼーション

関連項目 > うつ病（大うつ病性障害） | 1　適応反応症（適応障害） | 25

　周囲の期待に応えられないとか、自分の望む結果を得られそうもないなどの理由で、無力感、無能感、失望感が生じている状態のこと。

　やる気が出ず、モチベーションが落ち、人生の意味や目的がわからなくなり苦悩することが多い。

　仕事や学校生活がうまくいかずに悩んだり、人間関係などのストレスがあったり、重度の病気などに苦しんだりといったさまざまな状況で生じうる。

　また、うつ病などの気分障害でデモラリゼーションが生じることもあり、その際には精神科での治療が必要になるだろう。

　逆に、状況に適応できずにデモラリゼーションが生じ、その結果として抑うつ状態が生じることもある。

　このときの抑うつ状態は、適応反応症に該当しうるもので、誰かに相談したり、精神科を受診したり、カウンセリングを受けることが望ましい。

21 気分障害

躁でまとまらなくなる思考

観念奔逸（ほんいつ）

関連項目 ▶ 躁状態 | 11

躁状態のときに生じる、思考の形式の障害のひとつ。

意図する思考に集中できず、見るもの聞くものが次々と頭に入ってくる。頭がグルグル回転し思い浮かぶ観念も多く、その観念を取捨選択できずそれぞれに影響を受けてしまうため、本来考えていたはずの物事から思考が離れやすい。思考の論理や秩序、方向が損なわれてまとまりを欠き、話の内容はあっちこっちに飛んでしまう。

たとえるならゼンマイ付きミニカーで、すごいスピードで走れるけれど、ハンドルが利かずに無目的に四方八方に走りまくるようなものだ。

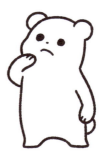

躁状態で生じる観念奔逸と
統合失調症で生じる連合弛緩の
違いは知っておきたいですね

22 気分障害

体もなく死ねないと思う妄想

コタール症候群

関連項目 ▶ うつ病（大うつ病性障害）| 1　双極症（双極性障害）| 10
妄想　　　　　|173

　うつ病や双極症による最重度の抑うつ状態で生じる妄想状態のこと。

　自分の体がもう存在しないという身体的否定妄想や、自分はもう死ぬことができないという不死妄想が生じる。一般的に不老不死は憧れの対象だがこの場合はそうではない。

　巨大妄想と呼ばれる「私は世界で最低の人間だ」「私がいるせいで世界が破滅に向かっている」などという考えに支配されながらの不死妄想、すなわち死ぬこともできないと思っているのだから深刻だ。精神科の病院での入院治療が必要である。

「自分の体がもう存在しない」という妄想はびっくりですね

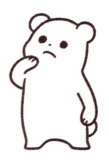

23 気分障害

持続する抑うつ

気分変調症

関連項目 ▶ うつ病（大うつ病性障害） | 1

　DSM-5-TRでは持続性抑うつ症として扱われる、長い期間ずっと続く抑うつ状態のこと。狭義にはうつ病未満の、比較的軽度の抑うつ状態が持続することを指す。「気分変調性障害」「ディスチミア」とも呼ばれる。

　ずっと気分が落ちていて意欲がわかず、食欲不振あるいは食欲過剰、不眠あるいは過眠、自尊心の低下、集中力や判断力の低下、絶望感などが2年以上続けば気分変調症と考えられる。

　比較的軽度の障害として扱われがちだが、軽度でも長期間続けば苦痛や生活への影響は大きい。

　そんな気分変調症の経過中に、強い抑うつ状態のうつ病が生じることもあり、「二重うつ病（ダブル・デプレッション）」と呼ばれる。

　状況によっては環境の調整が、性格の要因であればカウンセリングが必要になる。人によっては抗うつ薬が効くこともある。

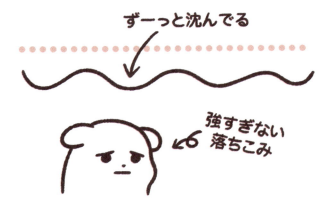

24 気分障害 気分の浮き沈みが続く

気分循環症

関連項目 ▶ うつ病（大うつ病性障害） | 1 双極症（双極性障害） | 10
躁状態 | 11

　気分が軽く高まったり、軽く落ち込んだりということがずっと続く状態。「気分循環性障害」「サイクロチミア」とも言う。

　その高まりが軽躁/躁エピソードと定義される明らかな躁状態までいけば双極症、落ち込みが抑うつエピソードと定義される明らかな抑うつ状態までいけばうつ病などの診断になる。

　ただ、躁症状が出てもそこまでは高まらず、抑うつがあってもそこまでは落ち込まず、でもいつも高めか低めかが続くということが2年以上にわたれば気分循環症と診断される。

　気分が一定しないため、調子が高めの時期に始めたことも調子が低めになれば続かなくなったり、周りに気まぐれだと思われたりしがちだ。

　若い頃から、特別な理由がなくとも気分が揺れやすく、物事に感情が反応しやすいのがこの障害の特徴である。

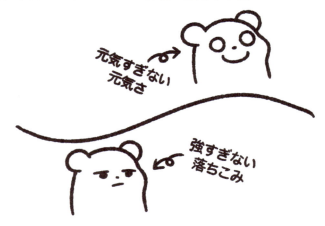

25 気分障害

ストレスで生じる精神的な不調

適応反応症（適応障害）

関連項目 ▶ うつ病（大うつ病性障害） | 1

　ストレスに適応できないことで起きる、精神的または行動面の問題を指す。

　ストレスによる反応はさまざまで、気分が落ち込む人も、不安が強まる人も、行動上の問題が生じる人もいるが、臨床では特に抑うつ状態が扱われることが多い。

　DSM-5-TRでは、抑うつ状態が強くうつ病に該当するときは適応反応症とは扱わず、うつ病と診断することにはなっている。しかし、実際にはその線引きは曖昧である。

　適応反応症の原因は、家庭内の問題、がん告知など健康上の問題、多忙やパワハラなどの職業上の問題などいろいろだ。

　そうしたストレス自体が強いために適応反応症が生じることもあれば、ストレスに対する適応能力が低くて生じることもある。

　治療としては、ストレスを低減する試みやカウンセリングが行われる。

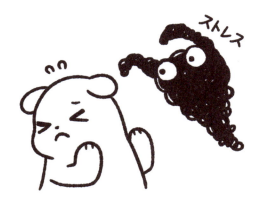

26 生理前の心の不調

気分障害

月経前不快気分障害

　女性の生理の前に生じる不調を「月経前症候群」と呼ぶが、その中でも精神的な問題を特徴とするのが月経前不快気分障害だ。

　主に、次のような症状が現れる。

　気分が落ち込む。自分を責めてしまう。絶望感を抱く。すぐ悲しくなる。不安や緊張を感じる。イライラして怒りっぽくなる。気分が高ぶる。物事への興味が下がる。集中力が落ちる。だるくなる。疲れやすくなる。過食する。特定の食べ物が欲しくなる。圧倒された感じになる。自分をコントロールできなくなる。やたら眠くなったり眠れなくなったりする。

　時期としては生理がくる約1週間前、プロゲステロンというホルモンが高まる黄体期に不調になり、生理が始まると解消される。

　低用量ピルや抗うつ薬によって治療が行われることもある。

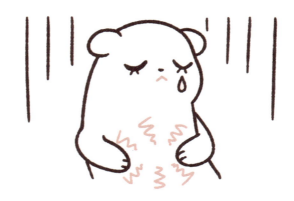

27 気分障害

笑顔を見せるうつ病

微笑みうつ病

関連項目 > うつ病（大うつ病性障害）| 1　非定型うつ病 | 16

　常識的に考えれば、うつ病では暗く沈んだ表情をしているものだが、笑顔を見せるケースがあり微笑みうつ病と呼ばれる。

　その理由は、さまざま考えられる。

　人には笑顔で接するべきだと思って笑顔を見せていたり、気を張っていて自然に笑顔が出ていたりするのかもしれない。あるいは、「非定型うつ病」などで気分の反応性が保たれており、その場は楽しめているのかもしれない。

　いずれにしても、笑顔を見せているだけで心の中は虚しく、後からどっと疲れが出て落ち込んでいることが多いだろう。

28 気分障害

仕事への悩みがうつ病と呼ばれたもの

新型うつ病

関連項目 > うつ病（大うつ病性障害）| 1

　「新型うつ病」は医学的に定義された用語ではなく、2000年代にメディアで使われ始めた。仕事や学業などを避けがちな、軽症のうつ状態を主に指しているようだ。

　仕事や学業がうまくいかないことをきっかけに、職場や学校で落ち込むものの、それ以外では元気に過ごせることが多い。これは医学的なうつ病とは違うが、そんなケースにうつ病の診断書が発行され、抗うつ薬が処方されることもあるだろう。しかし、薬

を飲んでも休んでも、普通のうつ病のようには回復せず、いつまでも仕事や学業などに適応できない状態が続くことが社会的に問題視され、この言葉が登場した。

29 気分障害

秋から冬の落ち込み

季節性うつ病

関連項目 ▶ うつ病（大うつ病性障害） | 1

　一定の季節に生じるうつ病のこと。DSM-5-TRの診断では、うつ病に「季節性のパターンを伴う」という言葉が添えられる。
　10月頃に始まり3月頃に終わる「冬季うつ病」が典型例だ。これは、秋以降、目から入る光が減ることによるセロトニン神経系の機能低下が原因である。
　意欲が落ちやすく、物事が億劫になり、体が重くだるくなりがち。一般的なうつ病の不眠や食欲減退と違って、季節性うつ病は過眠が生じ、食欲が高まり、体重が増えやすいのが特徴だ。
　なかでも、炭水化物を特に求めるものを「炭水化物飢餓」と呼ぶ。炭水化物や甘いものを食べると血糖値が高まりインスリンが分泌され、セロトニンのもとであるトリプトファンが脳に取り込まれる。それによって、脳のセロトニンが増えるために、炭水化物を欲しがると考えられている。
　朝や昼に明るい場所で過ごす時間を増やすことや、専用の器具を用いた高照度光照射療法が有効とされている。もちろん、抗うつ薬も用いられる。

30 気分障害

初老期/老年期のうつ病

退行期うつ病

★☆☆

関連項目 ▶ うつ病（大うつ病性障害） | 1　微小妄想 | 6
コタール症候群 | 22

　40～60歳頃の中年から老年にかけては、社会的、肉体的、精神的にピークを越え下り坂に入る時期であり「退行期」と呼ばれる。また、60歳から始まる老年期の前であることから「初老期」とも、ホルモンの変化が起きるため「更年期」とも呼ばれる。

　この時期に生じるうつ病を、「退行期うつ病」「初老期うつ病」「更年期うつ病」と言う。

　古くは「退行期メランコリー」という概念があり、社会的な立場の変化や喪失体験、家庭内での孤立、ホルモンなどの身体的な変化といった、心理的・社会的・身体的な要因がうつ病を招きうる。退行期うつ病は、しばしば不安や、そわそわとした焦燥を伴う。微小妄想を伴うこともあり、「コタール症候群」にいたるケースもある。

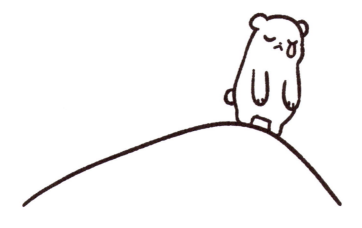

31 気分障害

働く人に起きる不調
バーンアウト症候群
（燃え尽き症候群）

　過剰な仕事の負担、責任感などがある中、仕事を通して情緒的に力を出し尽くし、消耗してしまった状態のこと。それまで順調だった人が急に機能しなくなり、心身ともに疲れ果てた情緒的消耗感、対人的な仕事であっても相手を人として扱うことができなくなる非人格化、やりがいの低下という個人的達成感の減退が生じる。

　医療者、教師、ヘルパー、客室乗務員、ホテルマンなど、対人的な仕事をしている人に生じやすいと言われる。

32 気分障害

持続的な負荷からの解放
荷下ろしうつ病

関連項目 ▶ うつ病（大うつ病性障害） | 1

　仕事の困難なプロジェクトや親の介護など、持続的なストレスがあった人が、プロジェクトが終わったり介護していた親が施設に入ったりすることで、負荷から解放されたことを契機として生じるうつ病のこと。第二次世界大戦後、捕虜生活から解放された人にうつ病が多く生じることにより提唱された概念である。

　負荷がかかっているときにうつ病になる人がいるのは当然だが、負荷がかかっている間は気を張った状態にあり、目的指向性の緊張がうつ病の発症を抑えていたところから、その負荷からの

解放によって、発症を抑えていた緊張がなくなることでうつ病が顕在化するものと考えられている。

33 気分障害

子どもが独り立ちした後の親の心境

空(から)の巣症候群

　進学や就職、結婚などをきっかけに子どもが独り立ちしたときに、特に母親に空虚感や無力感、気分の落ち込みなどが生じる反応性の抑うつ状態のこと。

　自分の家から子どもがいなくなる「子の喪失」と、母親としての役割が終わり、それまでの人生の目的を見失う「役割の喪失」によって生じると考えられる。

　空の巣症候群になりやすいのは、職業についておらず子育てに深く関わっていた母親と言われる。そのタイミングは更年期障害も重なりやすい。しかし、これをきちんと乗り越えることで、自分自身の人生を歩み直すきっかけともなるはずだ。

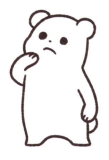

子育てを終えて、精神的に楽になる母親のほうが多いけど、でも空の巣症候群が出る親もいるので気をつけなきゃ

34 気分障害 — 転居後の抑うつ状態

引っ越しうつ病

関連項目 ▶ うつ病（大うつ病性障害） | 1

　転居が原因で生じる うつ病 のこと。

　男性よりも女性に多いとされる。特に、専業主婦の場合、家は生活の中心となる場であり、転居は、住み慣れた環境の喪失、新しい環境に対する不安をもたらす。また、親しんだ人間関係から離れ、孤独にもなりうる。

　男性の場合、家の建築や購入が責任や経済的負担を増大させ、引っ越しうつ病に繋がる可能性がある。

　この概念自体は1928年にランゲにより提唱されたもので、昔に比べると今は、新幹線や飛行機などの移動手段が発達し、オンラインで顔を見ながらおしゃべりができ、SNSでも人と人との繋がりが得られるなどの理由から、引っ越しうつ病は減っているのかも。

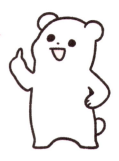

引っ越しって大変だし、生活が変わるのも大変だし、うつ病には注意しなきゃです

35 気分障害

結婚直後の抑うつ状態

マリッジブルー

　結婚直後に生じる抑うつを主とした精神的不調のこと。広義には結婚前の不調を含む。医学用語ではないが、医学的な対応が必要なケースもありうる。

　原因は、結婚や結婚式に伴う社会的な手続きや準備などが負担になること、結婚生活や相手に対して抱いていた期待と実際の差に不満を抱くこと、それまで一緒にいた家族と離れ構成員が変化したり、責任や役割が変わったりして精神的負担が生じることなどが考えられる。

36 気分障害

出世でおちいるうつ病

昇進うつ病

関連項目 ▶ うつ病（大うつ病性障害） | 1

　昇進に伴う役割変化が負荷となって引き起こされるうつ病。

　昇進できずに落ち込む人もいる中で、役職が上がることは一般的に権限が増え、仕事を通した自己実現にも繋がり、自尊心や収入が高まり喜ばしいものである。

　一方、昇進をすればしたで、周囲との関係も仕事の内容も変化し、期待される水準が高くなり責任が重くなるなどのストレスが負荷となる。それによって、昇進うつ病が生じることもある。

37 デジタル機器による精神的変調

気分障害

テクノストレス症候群

1984年に登場した用語で、コンピュータを主としたデジタル機器の使用に伴う精神的な変調のことである。

この概念には、「テクノ不安症」と「テクノ依存症」の2つが含まれる。

テクノ不安症は、デジタル機器への苦手意識から、仕事などでコンピュータを避けること「コンピュータ忌避」が生じるもの。デジタル機器を前にすると、気分が落ち込んだり、不安になったり、イライラしたりする。

テクノ依存症は、デジタル機器の使用、インターネットなどに没頭するあまり、実生活に問題が起きうるもの。機械的な思考となり、人間的な感性が乏しくなる。人と関わらずひきこもる人もいる。

他にも、テクノストレス症候群には、デジタル機器を長時間使用することでの疲労など、さまざまな問題が含まれうることが指摘されている。

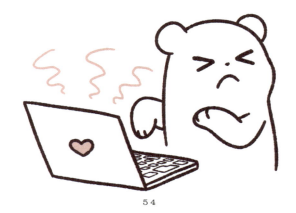

38 気分障害

勉強にやる気をなくす学生

スチューデントアパシー

関連項目 > アパシー | 17

日本語にすれば「学生無気力症候群」となる。

それまで順調だったはずの学生が、客観的には明らかなきっかけもなく突然に学業に対して無気力になる。無感情化し、学業を怠り欠席しがちになり、その挙句、留年や退学にいたりうる。

軽度のものは、学業の意欲だけが低下し、趣味やアルバイトなど他のことでは意欲が落ちないとされる。

これと似た概念に「退却神経症」がある。かつては優等生として過ごしていたのに、高レベルの高校や大学に進学し、周囲に比べて優等生でなくなる挫折体験との関連も考えられる。その背景には、自分主体ではなく、自分の存在を周囲と比較して考える傾向がある。

本人が自ら苦痛を訴えることは少ないため、学業成績が落ちたり単位が不足したりしてから周囲に気づかれがちだ。

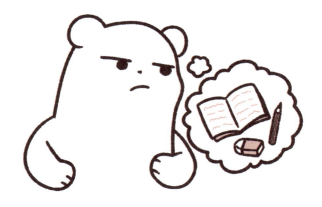

| 39 気分障害 ★★★ | 災害などで生活を失った抑うつ
根こぎうつ病
関連項目 > うつ病（大うつ病性障害） | 1 |

　地震、津波、台風、大雨、洪水、土砂災害、火山噴火、火災、戦争、事故などさまざまな理由で、住居、家族、財産、職業、地位などを喪失することから生じる うつ病 のこと。自然災害の多い日本では知っておくべき概念である。

　もともとは、ナチスの迫害によって仕事も家庭も住む場所も何もかもを奪われたユダヤ人に起きた反応性の抑うつ状態について、ビュルガー・プリンツが1951年に発表したことに始まる。

> 震災などの災害が起きたときに、気をつけなきゃいけません

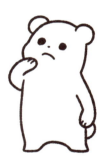

40 気分障害

月曜日の落ち込みとサザエさん症候群

ブルーマンデー症候群

土曜日や日曜日に仕事や学校が休みの人が、月曜の朝に気分が落ち込むもの。

土曜日、日曜日に仕事や学校からの解放感を得た人が、月曜日に再度それらに向き合わねばならない心理的負担が落ち込みをもたらすだろうことは容易に想像できる。

また、週末に夜更かしして体内時計が遅れた状態で月曜日を迎えたため、体のリズムが乱れている社会的時差ボケが影響している可能性も指摘されている。

テレビアニメ『サザエさん』が放映される日曜日の夕方に、翌日が月曜日であることを思い出して気が重くなる「サザエさん症候群」もこれに近い。

週末も夜ふかしや朝ねぼうをせずにすごしましょう

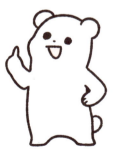

41 気分障害 ★★★

自閉スペクトラム症の家族に苦しむ人

カサンドラ症候群

関連項目 ▶ 適応反応症(適応障害)｜25　自閉スペクトラム症｜102
アスペルガー症候群｜104

　自閉スペクトラム症(アスペルガー症候群が代表的)の人との情緒的な交流などのコミュニケーションがうまくとれないことに家族が苦しむもの。

　アスペルガー症候群である本人が社会的には問題なく過ごしていると、家族が周囲に苦悩を訴えても「え？　旦那さん立派に働いてるじゃないの。そんなこと言ったら贅沢よ」といった反応が返ってくるなど、苦しみが理解されにくい。

　家族の中でも妻や夫など、より身近な人によく起きる。症状にもよるが、抑うつ状態などの**適応反応症**に該当するものが多い。

　ギリシャ神話に登場する予言者でありながら予言を信じてもらえず苦しむカサンドラがその名の由来である。一般的な医学用語ではないが、その家庭で生じる問題を言い表している。この概念を加害者と被害者の問題のように考えるべきではない。あくまで特性の異なる家族間の関係性の問題と捉えるべきである。

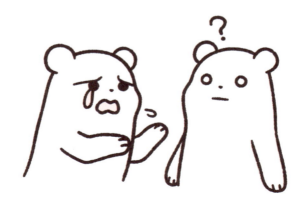

2

不安・強迫

42 不安・強迫

気になってせずにいられない行動

強迫症

関連項目 > 確認強迫 | 43 洗浄強迫 | 44

　そんなことを気にするのは不合理だとわかっていながら、その物事に不安を抱く強迫観念に基づき、その不安を解消する行動、強迫行為に及ぶことをやめられずにいるもの。「強迫性障害」「強迫神経症」とも呼ばれる。

　気になる物事や行為はさまざまで、手にバイ菌がついているのではないかと気になって何度も長時間手を洗い続ける**洗浄強迫**や、大丈夫だとわかっているのに電気の消し忘れや鍵の閉め忘れなどをしていないか確認することを繰り返す**確認強迫**などがある。

　抗うつ薬が有効なこともある。曝露反応妨害法と呼ばれる認知行動療法で、強迫行為をしないことに慣らしていく治療が行われる。

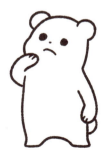

どうしても気になって、せずにいられないのが強迫症というものです

43 確認強迫

何度も確認せずにいられない人

不安・強迫

関連項目 ▶ 強迫症 | 42

強迫症の症状のひとつで、物事の確認を執拗にするもの。

鍵を閉め忘れていないか、部屋の電気を消したか、ガス栓をきちんと閉めたか……ということを何度も確認せずにいられない。

これらは特に外出の際の安全に関する確認が多い。そのため、外出前に長時間を費やしたり、家を出てから気になって確認に戻るなど、社会生活の上で大きな負担になりがちである。

ほかにも、ゴミ袋に大事な物を入れてしまっていないか、書いた書類に間違いがないかといったことを気にする人もいる。

強迫症は男性でも女性でもなるが、確認強迫は男性のほうが多い傾向にあるとされる。家族など周囲の人を巻き込んで、一緒に確認させることもある。

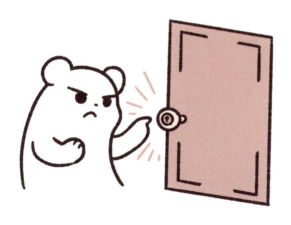

44

不安・強迫

手を洗いすぎる潔癖症

洗浄強迫

関連項目 > 強迫症　| 42

強迫症の症状のひとつで、執拗に手などを洗うもの。「不潔恐怖」とも言う。細菌やウイルスなどを恐れるほか、抽象的な「汚れ」として嫌なイメージを洗い落としたがる人もいる。

逆に、自分の汚れが周囲につくのを恐れるケースもある。

手洗いや入浴に時間がかかりすぎたり、洗いすぎて手が荒れたり、水道代、石鹸（せっけん）、除菌用アルコールなどにお金がかかったりする。また、汚れを恐れてできないことが増える。

洗面所や風呂場を独占したり、家族を特定のエリアに入らせなかったりして家族を困らせることもあるだろう。

強迫症は男女どちらでもなるが、洗浄強迫は女性のほうが多い傾向にある。ちなみに、一般用語として、「アライグマ症候群」と呼ばれることもあるという。

45

不安・強迫

しっくりするまで繰り返すジャストライトフィーリング

まさにピッタリ感

関連項目 > 強迫症　| 42

強迫症の症状のひとつで、ピタッと自分が納得する形でないものに対し落ち着かない気持ち悪さを感じ、やり直し行為を繰り返す。

ドアのカチャッという感覚にこだわって閉め直す。

服の袖に腕を通す感覚が納得できるまで着直す。

自分が書いた字の形がしっくりくるまで書き直す。

このように、感覚的な完璧さに執着し、日常生活でその行為を繰り返すため、時間や労力がかかる。

それによって次の行動に移れなかったり、動けなくなったりする「強迫性緩慢」が生じる人もいる。

治療としては、ピッタリを求める気持ちを抱えつつ、やり直さず、そのしっくりしない感覚に慣らしていく必要がある。

46
不安・強迫

心の中の確認強迫

メンタルチェッキング

関連項目 > 強迫症 | 42 > 確認強迫 | 43

強迫症の確認強迫で生じる症状である。

たとえば、鍵を閉め忘れていないか気にする強迫症の人であれば、何度も鍵を閉め直したり、ドアノブを捻って確認したりするのが一般的だ。しかし、そうした行動の代わりに、あるいはそれに加えて、自分が鍵を閉めたことやそれを確認したことを思い返したり、鍵の施錠や確認が理想の過程を踏んだかを心の中で振り返ったりするのがメンタルチェッキングである。

物理的な行動ではないので、外からはわかりにくい心の中の強迫行為である。

47 見える行為に及ばない強迫症

不安・強迫

純粋強迫観念

関連項目 > 強迫症 | 42

外から目に見える強迫行為を行わず、強迫観念だけが見られる強迫症である。

たとえば、誰かを衝動的に攻撃したり、不適切な場で急に性的な行動をとったりという問題行動に自分が及ばないか恐れたり、受け入れがたい性的な思考や宗教的な思考が頭に浮かぶことに悩んだりしている。

そして、その衝動や思考を打ち消そうと、念仏のようなものを心の中で唱えるなど、実際には心の中での強迫行為に及んでいることが多いとされる。

48 人に何かをしてしまう恐怖

不安・強迫

加害恐怖

関連項目 > 強迫症 | 42 社交不安症 | 58 統合失調症 | 170

他人に危害を加えてしまうのではないかと恐れるもの。
自動車運転中に人をはねてしまうのではないか。
気づかずに駅のホームから誰かを突き落としていないか。
性的な衝動に突き動かされて異性に何かしてしまわないか。
仕事上のミスで、他人に迷惑をかけるのではないか。
自分の発言や表情などで相手を不快にしないか。
そうした恐れから、害を及ぼしうる状況を避けたり、危害を及

ぼしていないか何度も時間と労力をかけて確認したりする。そのため、精神的に疲弊し、社会に出ていけなかったり、本来の能力を発揮できなかったりする。

強迫症、**社交不安症**、**統合失調症**など、さまざまな精神障害の症状として生じることがある。

49 物を捨てられずに物であふれる人

不安・強迫

ためこみ症

関連項目 ▶ 強迫症　| 42

たいして価値もない物を、何らかの愛着や価値を感じて捨てられず、過剰にためこむ。

そのため物があふれ、必要な物も不必要な物も管理できず、あるはずの物も取り出せず、生活空間が制限されてしまう。

虫がわくなど不衛生になり、火事の危険性も増し、積みあがった物が崩れを起こして埋まる可能性も生じる。

いわゆるゴミ屋敷と化せば、地域へも悪影響を及ぼす。

強迫症との関連性が考えられている。ただ、強迫症に効く薬もためこみ症には無効だ。治療法はまだ確立されておらず、心理社会的な関わりが必要と思われる。

50 自分の皮膚をむしってしまう行動

不安・強迫

皮膚むしり症

★★☆

関連項目 > 強迫症 | 42　トリコチロマニア | 96　爪嚙症 | 98

　痒みもないのに自分の皮膚を引っかいたりむしったりを繰り返し、その傷に困りつつやめられずにいるもの。

　むしる部位は爪の周りが多いが、手、足、頭、唇などさまざまで、むしった皮膚を食べる人も多いという。

　また、かさぶたを剥がすのがやめられない人もいる。

　いずれにしても、むしった瞬間はスッキリしても、後で残った傷跡に後悔することを繰り返す。

　特にトリコチロマニア（抜毛症）との関連が強く、抜毛症、爪嚙み、皮膚むしり症は「身体集中反復行動」とされる。

　さらに、気になってせずにいられないという点で、強迫症を中核とする「強迫スペクトラム」のひとつという理解もある。

　抗うつ薬が使われることもあるが、チック症などの治療法「ハビットリバーサル」という心理療法ができる臨床心理士や公認心理師を頼るのも手である。

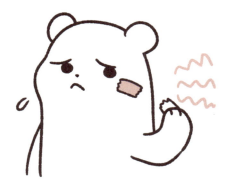

51 自分が醜いと思い込む人

不安・強迫

醜形恐怖症（身体醜形症）

関連項目 ▶ 強迫症 | 42 社交不安症 | 58 統合失調症 | 170

　実際には見た目に問題がないのに、あるいは、あってもたいしたことではないのに、鼻の形が悪い、目つきが変だ、唇が厚ぼったい、顔の骨格が歪んでいる……などと気にし、とらわれ続けるもの。

　気にするあまり、鏡を頻繁に見たり、逆に自分の姿を鏡で見ることを避け続けたり、自分の醜さを隠そうと化粧などに過剰に時間をかけたり、美容整形の手術を何度も受けたりする。

　自分でも気にしすぎだと客観視できているレベルから、自分は醜いと妄想的に確信するレベルまで、症状はさまざまだ。

　対人緊張としての要素を考えれば社交不安症に近く、小さな物事にこだわり気にしすぎる点では強迫症に近く、実際にはない物事を確信する妄想と考えれば統合失調症に近いものである。

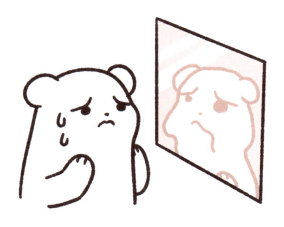

52 急な不安と息苦しさや動悸

不安・強迫

パニック発作

関連項目 ▶ パニック症（パニック障害） | 54　高所恐怖症 | 64

　一般的にパニックというと取り乱して混乱することを指すが、医学的なパニック発作は違うものだ。パニック発作は急激に強い不安が生じ、さまざまな身体症状が現れる一時的な発作のことである。

　ドキドキとした動悸、発汗、手などの震え、息苦しさ、息が詰まる窒息感、胸の痛み、腹痛や吐き気、めまい、気が遠くなる感じ、寒気やのぼせ、麻痺した感覚やうずく感じ、現実感の消失、自分が制御不能になるかもという恐怖、死ぬのではないかという恐怖などの症状のうち、4つ以上が見られる。

　こうしたパニック発作が何のきっかけもなくても生じるのがパニック症だ。そしてパニック症でなくても高所恐怖症の人が高いところに上るなど、さまざまな強い不安によってパニック発作が出る人もいる。

　この発作は数分でピークに達し、数十分で自然に収まる。

> **典型的には、動悸、息苦しさ、死の恐怖が突然に出るのがパニック発作です**

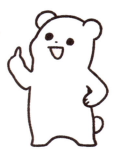

53

不安・強迫

よくパニック発作で起きがちな身体症状

過換気症候群

関連項目 > パニック発作 | 52

パニック発作などでハアハアと過剰な呼吸を続けた結果、主に身体に生じる状態。呼吸のしすぎで、体の中の二酸化炭素が過剰に排出されると血液のアルカリ性の度合いが高くなりすぎる「呼吸性アルカローシス」になり、手足や口の痺れ、胸部苦悶感、動悸、空気飢餓感（空気を吸い込めない感じ）などが生じる。

本人は息苦しさのあまり死ぬのではないかと恐怖するが、実際には息が吸えており死にいたることはない。徐々に過換気が止まり何もしなくても自然と収まる。

54 不安・強迫

パニック発作を繰り返す精神障害

パニック症（パニック障害）

関連項目 ▶ パニック発作 | 52 予期不安 | 55 広場恐怖 | 56

　強い不安、動悸、呼吸困難感、死の恐怖などが何のきっかけもなく生じ、数十分で自然と止まるのが**パニック発作**、その発作を繰り返すのが、パニック症という精神障害だ。

　人ごみ、公共交通機関、狭い場所あるいはとても広い場所、単独外出時など、そこで発作が起きたらどうしようと恐れる「**広場恐怖**」を伴うことがパニック症の人には多い。

　また、いつ起きるかわからない発作の出現を恐れる「**予期不安**」を伴うことが多い。

　治療には抗うつ薬が使われることが多い。

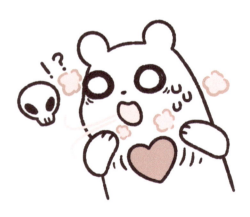

55 予期不安

これからのことに抱く不安

不安・強迫 ★☆☆

関連項目 > パニック症（パニック障害）| 54　社交不安症 | 58　全般不安症 | 61

　困難な状況や危険な状況を予想したり、その可能性を想像したりして生じる不安のこと。

　健康な人でも、進学や職場の異動などの際に、周りとなじめるか、勉強・仕事がうまくいくかなど心配するものだ。

　社交不安症の人はなおさら、人前で話さねばならない可能性などを想定して予期不安を抱いて当然である。

　特にパニック症では、混雑した電車など苦手な状況ではもちろんだが、そうでなくても何のきっかけもなく発作が起きるため、絶えず予期不安を抱えがちである。

　なお、「全般不安症」の人が「これから何か悪いことが起きるのではないか」と漠然とした心配をするのは、その具体的な対象がないため不安という言葉を使わず、「予期憂慮」と呼ばれる。

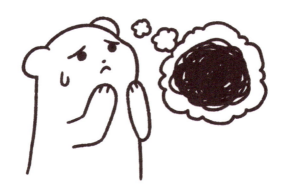

56 広場恐怖

不安・強迫

特定の場に抱く不安

関連項目 ▶ パニック発作 | 52 　 パニック症（パニック障害）| 54

　パニック発作を起こしたらどうしよう、気を失ったらどうしよう、急に尿意に襲われたらどうしよう……といった、何かあったら助けてもらえないのでは、恥をかいてしまうのではという不安を抱くのが広場恐怖である。

　広場恐怖は、バスや電車などすぐ降りられない公共交通機関、大きな駐車場や原っぱ、砂丘などの広い場所、エレベータや劇場など物理的にすぐには出づらい閉所、身動きがとれず公衆の目にさらされる人ごみや人の列、助けが得られない単独外出時など、特定の場を恐れるものである。

　治療は抗うつ薬を使ったり、その場に徐々に慣らしたりする方法が取られる。パニック症に併発するものが知られているが、単独で存在する広場恐怖症もある。

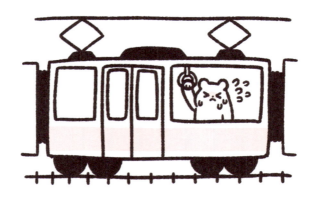

57 ママから離れられない子だけじゃない分離不安

不安・強迫

分離不安症

　愛着のある大切な人物から離れられず、離れることに過剰な不安を抱くもの。典型はママから離れられない子どもだろう。
　ママと離れられず学校に行けない。
　ママから離れなければならない用事があるとひどく不安。
　ママが死んでしまったり、どこかへ行ってしまったり、何かあって会えなくなってしまうかもと心配する。
　いつもママと一緒に寝たがる。
　こうしたママから離れられない幼児のイメージと同様、自分を保護する立場の人から離れられない成人もいる。
　また、自分の子や妻に何かあったら大変だと心配して離れられないケースもある。
　もちろん、精神障害でなくても、正常な心理的発達の中で、幼児はママから離れた状況に不安を抱くものだ。

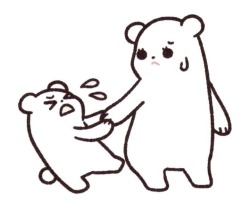

58 対人場面の緊張

不安・強迫

社交不安症

　対人的な場面に対して強い不安や緊張が生じるもので、「社会恐怖症」「対人恐怖症」とも言われる。
　人に変な目で見られないか。
　人にバカにされないか。
　人前で恥をかくのではないか。
　人前でしどろもどろになって取り乱さないか。
　人前であがっていることに気づかれないか。
　人前で自分の能力の低さが露呈しないか。
　自分の言動が人に不快感を与えないか。
　こうしたことを不安に思い、人と話したり、人に話しかけたり、誰かと食事をしたり、人前で字を書いたり、人前でスピーチしたりという場面にかなりの苦痛を感じ、避けたがる。
　抗うつ薬が効くこともあるが、対人場面に慣らすことを主とした認知行動療法も行われる。

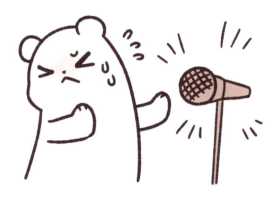

59 人に嫌な思いをさせていると思って人を避ける人

不安・強迫

確信型対人恐怖

関連項目 ▸ 醜形恐怖症（身体醜形症）|51 社交不安症 |58
自己臭症 |125 自己視線恐怖 |127 関係妄想 |184

　対人恐怖を「緊張型対人恐怖」と「確信型対人恐怖」の2つに分類する考え方がある。

　緊張型対人恐怖はいわゆる社交不安症の中核に相当するものだが、確信型対人恐怖は、自分の視線、赤面すること、顔の特徴、表情、臭いなどが相手に嫌な思いをさせ、不快な雰囲気にしていると確信し、対人的な場面に恐れを抱き、それを避けようとするものだ。

　相手の何気ない言葉や表情、動作などから直観的に確信する「関係妄想」の要素を持ち、相手に申し訳ないと感じてしまう。

　「自己視線恐怖」「自己臭恐怖」「醜形恐怖」といった概念も含まれうる。

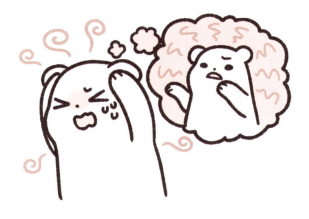

60 学校で喋れない子ども

不安・強迫

場面緘黙（選択性緘黙）

★☆☆

関連項目 ▸ 不登校 |292

　喋れないわけではないのに、特定の社会的な状況でまったく喋れなくなるもの。

　典型例として、家では普通に喋るのに、幼稚園・保育園・学校などではまったく喋らない子どもがいる。ただし、特定の友人や先生とは喋れても、それ以外の人とは喋らないなど、その程度はさまざまだ。また、習い事の場や病院で喋れなくなるなど、その状況もさまざまである。

　主に幼児期、児童期に発症するもので、不登校が起きやすいことに注意が必要だ。

　喋らなきゃと思うと緊張が高まり、ますます喋れなくなりがち。緊張しすぎて動くこともままならなくなる「緘動（かんどう）」が生じることもある。話せなくても安心して学校生活を送れるようにしつつ、少しずつ慣らしていくことが望ましい。

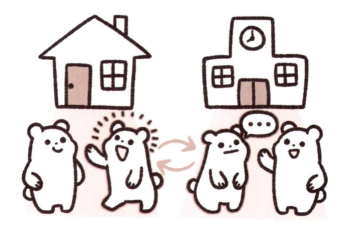

61 不安・強迫

あれもこれも病的に不安な人

全般不安症

　いつも心配して悩み続け、それをコントロールできずにいるもの。いわば、極端で病的な心配性のこと。

　全般不安症の心配は、一般的な不安や恐怖のように一定の物事について心配するものではなく、予期憂慮と呼ばれる。「あれも心配だし、これも心配だし」と心配のテーマが広がり多数の物事に対する不安を抱く。心配のあまり落ち着かず、不眠、筋肉の強張り、疲れやすさ、怒りっぽさ、集中困難などが生じる。

62 不安・強迫

病気を恐れ続ける人

病気不安症

関連項目 ▶ 心気症　|135

　病気に対して過度な不安を抱くもの。古い用語で「心気症」と呼ばれたもののひとつ。「がんではないか」「HIVに感染していないか」などと、自分に何か病気があるのではと恐れるものである。病院で異常がないことを指摘されても、隠れた病気があるのではないかと心配し続ける。病院を何度も訪れ、医療者にイライラされがちだ。

　逆に、「重大な病気があると言われるかも」と恐れ、受診すべきときも病院を避け続ける人もいる。

63 不安・強迫

狭い場所を恐れる2つの理由

閉所恐怖症

関連項目 ▶ パニック発作 | 52

　エレベータ、飛行機、電車、トンネルなど、狭い場所や密閉された空間、自由に動けない場所や状況に、強い恐怖感を感じるもの。そんな場所に行くと、あるいは行くことになると、心臓はドキドキ、口はカラカラで、パニック発作を起こす人もいる。
　医療現場ではMRI検査を受けるのに困るケースもある。
　恐れる理由には、何かあったときに逃げ出せないこと、閉鎖的な場所で息が苦しく感じること、の2つの要素がある。
　閉所恐怖症（クラウストロフォビア）の中でも、特に自動車やクローゼット、棺桶のような狭くて密閉された場に閉じ込められる可能性を恐れるものは「密閉恐怖症（クレイスロフォビア）」と呼ばれる。

64 不安・強迫

高い場所での恐怖感

高所恐怖症

　高い場所で足がすくみ、ドキドキすること自体は危険を回避するための生物としての機能だ。しかし、高所に苦痛を感じすぎたり、高い場所を避けざるをえずに困るものは高所恐怖症である。
　恐怖の対象は、崖の上、屋上、高層ビルの窓辺、展望台、吊り橋、観覧車といったすごく高い所から、階段、脚立、机といった日常

的にあるたいして高くない所までさまざまだ。無理なくチャレンジできる範囲で高所に少しずつ慣らすことが治療になる。

　なお、精神分析の理論では、秘められた願望や衝動に対する罰への恐怖の現れとして高所恐怖が解釈されることもある。

65 血液検査で倒れる人

不安・強迫

★★★

注射恐怖症

　恐怖症の中で、血液・注射・外傷型と呼ばれるもののひとつ。

　注射恐怖症は、厳密には体に針を刺して薬を注入することへの恐怖を指す。しかし、実際には薬の注入以外にも、採血などで体に針を刺すこと自体を恐れる「針恐怖症」であることが多い。

　針のみならず尖（とが）った物全般への恐怖は「先端恐怖症」と呼ばれる。また、採血などで血を見たり、血を意識したりすることを恐怖する「血液恐怖症」の人もいる。

　これらの恐怖症の人では、採血のために針を刺される際に脈拍や血圧が上がり、その後、急激に血圧が低下して気持ち悪くなったり、失神したりするケースもあり、これは「血管迷走神経反射」と呼ばれる。

66 集合体恐怖

不安・強迫

トライポフォビア

　本来は多数の穴が開いた物に嫌悪感を抱くものだが、ブツブツした見た目の物に対する嫌悪感も含まれ、「集合体恐怖症」と呼ばれることが多い。

　対象として蓮の実が有名だが、パンの断面の気泡、隔壁の空気孔、食べ物の表面にパラパラついたゴマ、スポンジ、結露した水滴など、日常生活の中で見かけるものを恐れる人もいる。いずれも、恐れる合理的な理由はないはずだ。

　ただ、ハチの巣は危険な物の代表格であり、有毒の動物、魚、植物、虫などに斑点があるのも多く、それが人の進化の過程で恐怖感として染みついたという解釈もある。

　医学用語というより、とあるアイルランド人女性がネット上で使用して広まった言葉だ。

> 病院で扱われることはなかなかないけど、よく話題にはなるものですね

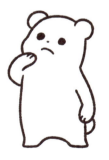

3

解 離

67

解離

健忘や離人や多重人格など

解離症

関連項目 ▶ 離人症 | 68 解離性健忘 | 69 解離性同一症 | 70
機能性神経学的症状症 | 144

　解離症（解離性障害）には、記憶をなくす**解離性健忘**、現実感が失われる**離人症**/現実感消失症、複数の人格が生じる**解離性同一症**（多重人格）が含まれる。さらに、身体的な原因がないのに運動や感覚の異常が生じる**機能性神経学的症状症**（変換症/転換性障害）を含めることもある。

　古くはヒステリーと呼ばれた。解離症が女性に多いことから、その原因が子宮にあると考えられ、子宮を意味するギリシャ語がその名に用いられてきたのだ。

　脅威刺激にさらされた際には「闘争・逃走（Fight or Flight）反応」が発動するが、闘争も逃走もうまくいかない状況におちいると、内因性オピオイドなどが関わり、時間・場所・現実の感覚に歪みや解離が生じると考えられている。

　物事から意識を遠ざける離隔や、脳の情報を区分する区画化が生じているとも解釈されている。

> 現実感が薄れたり、記憶を失ったり、人格が交代したりするのが解離というものです

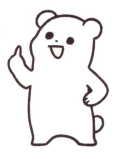

68 離人症

解離 ★☆☆

現実感が薄れる体験

関連項目 > 解離症 | 67

周囲や自分自身から切り離された感覚、現実感や自己認識が失われた感覚を「離人感」と言う。その離人感が生じるものが離人症で、解離症のひとつに分類される。「現実感消失症」と呼ばれることもある。

周囲から遠ざかった感じがする。

周囲と自分の間が膜のようなもので隔てられた感じがする。

自分が自分でない感じがする。

自分の言動や自分自身の手足などについて現実感がない。

こうした離人感は、多くの人が人生のどこかで経験するものだが、それがずっと続いてしまうのが離人症という障害だ。

薬で治るものではない。離人症にあまり意識を向けず、安定した生活を送る中で和らぐことを長期的な視点で期待すべきだろう。

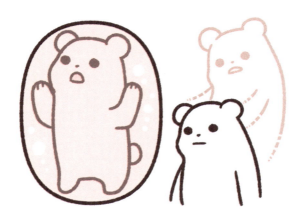

69 ここはどこ？ 私は誰？
解離
解離性健忘

関連項目 > 解離症　| 67

　何かショックな出来事をきっかけに、過去を思い出せなくなる逆行性健忘が生じるもの。過去のすべてを忘れたり、一定期間について忘れたり、特定の物事に関するものを忘れたり、内容はさまざまだ。症状が強ければ、「ここはどこ？　私は誰？」という全生活史健忘になる。

　私たちの記憶には、何があったかを覚えている「陳述記憶」と、物事のやり方などを覚えている「手続き記憶」の2つがあり、解離症ではそれらが分離してしまっている。

　ショックな出来事によって、強い情動を伴う情動記憶というシステムが、一般的な物事を扱う陳述記憶のシステムを抑制して生じると考えられる。

　そのため、ご飯を食べたり、服を着替えたり、電車に乗ったりできるのに、「ここがどこか」「私は誰か」「今はいつか」がわからなくなる。

　効く薬はない。自然と回復する人も、忘れたままそこから人生を送る人もいる。

70 多重人格

解離 ★☆☆

解離性同一症

　それまでの人格とは別の人格が登場し、人格がときおり交代するもの。いわゆる「多重人格」である。

　別人格は、本来の人格（主人格）とは、考え方も、ふるまい方も、話し方も、書く文字も違う。主人格は別人格のことを把握できないのが一般的だ。

　別人格に交代している間について、主人格の記憶は欠けているが、その間もその人として行動している。そのため、本人からすれば、言った覚えのない発言について周りの人から聞いたり、買った覚えのない物が家にあったりする。

　解離性同一症は強いストレスへの反応で発症する。ある人格は代わりにストレスに耐えたり、ある人格は攻撃的になったり、ある人格は話巧みに対応したりと、別人格は主人格を守るために存在していることが多い。

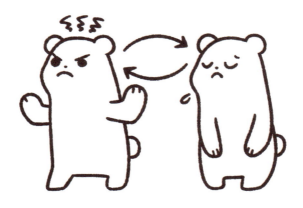

71 本人にだけ見えている存在

解離

イマジナリーコンパニオン

　客観的には存在しなくても、本人は実在すると感じている空想上の人物や動物などの存在のこと。意図的に空想するのではなく、本人には自然と見えていたり話したりする。

　偽幻覚と呼ばれるもののひとつで、一般的に「イマジナリーフレンド」と呼ばれることもある。

　5〜10歳頃に出現し、それが続くのは数ヶ月だったり数年だったりするが、特に治療しなくても自然と終わるもの。

　幼い頃には表象（イメージ）と実際の知覚の分別が不十分なために生じると考えられている。よくあることだが、多くは人に語られずにいる。

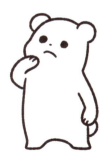

イマジナリーコンパニオンは、寂しさを和らげ、安心感を与え、子どもの精神的な発達を助けるとされています

72 ガンザー症候群

解離

牢屋の中で的外れな答えを言うこと

関連項目 > 解離症 | 67 幻覚 | 172

　刑務所などで自由を失ったストレス下にある人に、まれに生じることがある。心的外傷で生じることもあると言われ、解離症の一種と考えられている。

　特徴的な主症状は「的外れ応答」だ。「2+2は？」と聞かれて「3」、「馬の脚は何本？」と聞かれて「5本」と誤答するようなものである。ほかにも、周囲に対する認識が低下し、刺激への反応が乏しくなる動揺性の「意識混濁」を伴うことがある。

　その経過中のことについては覚えていないとされ、幻聴や幻視といった幻覚、頭痛を伴うこともあると言われる。

4

トラウマ・
ストレス

73 心的外傷後ストレス症

トラウマ・ストレス

トラウマで生じるPTSD

関連項目 ▶ フラッシュバック | 74

　危うく死にそうになったり、大けがや性暴力に遭ったり、あるいは遭いそうになったり、そうした出来事を目撃したりするトラウマの後に起きるもの。一般的に「PTSD」と言われる。

　トラウマの直後の精神的変化は、急性ストレス症に該当しうる。しかし、それが1ヶ月以上続けば、心的外傷後ストレス症と呼ばれる。

　主な症状は、以下のようなものである。

　フラッシュバック。その出来事と同じ出来事に今ここで遭っているかのような強い想起。

　トラウマ関連の物事の回避。交通事故に遭ったなら、その場所を避けたり自動車を避けたりする。

　ネガティブな認知や感情。物事を自分のせいにしたり、どこでも危険に思えたり、喜びを感じられなかったりする。

　過覚醒・驚愕反応。常にビクビク警戒したり、何かに驚きすぎたり、イライラしたり、集中困難、不眠、自傷などを引き起こす。

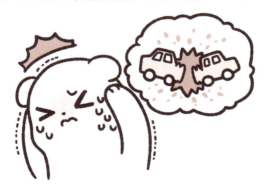

74 フラッシュバック

過去のトラウマの再体験

トラウマ・ストレス

関連項目 › 心的外傷後ストレス症 | 73

心的外傷後ストレス症（PTSD）で生じる代表的な症状。

過去のトラウマの出来事を急に思い出す。それも本人が意図せずに、むしろ思い出さないようにしていてもその場で行われていた活動や思考を押しのけて襲ってくるものである。

そのトラウマに関連する物事が刺激となって生じることもあれば、関連する刺激がなくても突然に襲われることもある。

強いものは、トラウマの出来事があったときに戻ったかのように再体験され、ひどい苦痛を伴う。

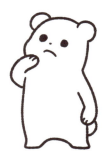

過去のつらい出来事を何度も体験するのは、すごく大変なはず

75 長期間のトラウマへの反応

トラウマ・ストレス

複雑性PTSD

関連項目 › 心的外傷後ストレス症 | 73

　典型的には、家庭内暴力、身体的虐待、性的虐待などに遭うことから抜け出せない状況や、長期間にわたる反復性のトラウマ的出来事を背景に生じる。

　「コンプレックスPTSD」とも呼ばれる。通常の**心的外傷後ストレス症**（PTSD）の症状に加え、以下のようなことが起きる。

　怒りっぽかったり喜びを感じられなかったりするなどの感情制御不全。

　自分には価値がないとか自分は敗者だと思うなどのネガティブな自己意識。

　つらい出来事について恥、敗北感、罪悪感を抱く否定的感情。

　人と親近感を感じられず孤立するなどの対人関係上の困難。

> 長期間のトラウマは、感情制御の困難やネガティブな自意識などをもたらしうるもの

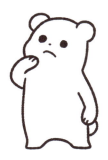

76 誰かの死をいつまでも悲しみ続ける人

トラウマ・ストレス

遷延性悲嘆症
（せんえんせい）

　家族などの親しい人が亡くなってから1年以上にわたり、その人を思い懐かしみ、心を寄せ、悲しみ続けるもの。具体的には、以下のようなことが起きる。

　自分の一部までもが死んだように感じられる。
　その死を頭では理解しつつも、受け止められず信じられない。
　その死を思い出させる物事を見聞きすることを避け続ける。
　その死に関わる物事について、恨みや怒りを抱き続ける。
　その死から時間が経っても、交友や趣味の活動などをやめたままにしている。
　ただ空虚で感情を消失した情動麻痺が続く。
　自分の人生を無意味に感じる。
　強い孤独感を抱き続ける。

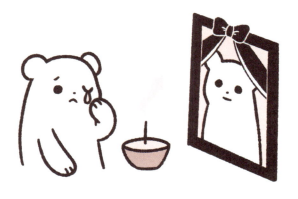

5

愛着障害

77 幼少時の体験が後に及ぼす影響

愛着障害

★★☆

愛着障害

関連項目 ▶ 脱抑制型対人交流症 | 78　反応性アタッチメント障害 | 79

　幼少時にネグレクトなどの虐待を受け続けたことで、愛着に問題を抱えて育つ障害。DSM-5では比較的強い愛着障害である「脱抑制型対人交流症」「反応性アタッチメント障害」という2つが扱われている。

　不安や悲しい気持ちがあっても、「愛着行動」と呼ばれる親からの抱っこなどがあれば子どもは落ち着く。そして、そうした愛着行動を通し、やがては親の存在自体が安心材料になる「愛着形成」が得られる。

　しかし、虐待があれば「愛着による感情処理」という健全な経験が乏しくなり、ネガティブな感情の処理や調整が困難なまま育つ。それによって、後に自己肯定感が極端に低く悲観的になり、叱られればフリーズし、褒められても心に届きづらい状態になる。

　愛着障害があると、大人になってからも人間関係などがうまくいかず、不安や抑うつ、感情調整などに悩む人が多い。

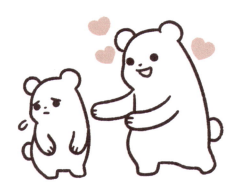

78 脱抑制型対人交流症

馴れ馴れしすぎる愛着障害

愛着障害

関連項目 > 愛着障害 | 77

　自分の養育者を頼ろうとせず、見慣れない大人に対して馴れ馴れしく振る舞う子どものこと。**愛着障害**のひとつ。知らない人とも抵抗感なく話し、言葉にしても身体的接触にしても馴れ馴れしく、見知らぬ人でもついて行くこともためらわない。慣れない場所では、普通の子どもなら親などの養育者がどこにいるのか、振り返っては確認するものだが、この愛着障害の子は慣れない場所でも養育者を頼ろうとしない。食事など身の回りの世話をしてもらえないネグレクトに遭ったり、多くの児童が少数の大人に育てられる施設にいたり、里親が次々と変わったりして特定の大人への愛着の形成ができずにいることが背景にある。

> 物おじせず誰とでも親しくできる人の中には、この障害の人もいるのかも

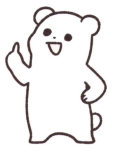

79 反応性アタッチメント障害

愛着障害

甘えることを学ばなかった子

関連項目 > 愛着障害 | 77

　寂しい、悲しい、悔しいなどつらい思いをしたときに、普通の子どものように親などの大人に甘えようとせず、慰めてもらっても反応が乏しい。

　人との関わりを持とうとせず、嬉しい、楽しいといったポジティブな感情を表さない。

　大人といるときに、イライラしたり、悲しそうにしたり、恐れたりする。

　親につらい気持ちを受け止め慰めてもらうような経験をしてこなかったことで引き起こされる愛着障害のひとつである。

80 人生に影響を与えるACEs

愛着障害

★★★

逆境的小児期体験

　小児期や思春期における、子どもにとってつらい体験のこと。英語で「Adverse Childhood Experiences: ACEs」と言う。
　具体的には、以下のような体験が挙げられる。
　親による侮辱、暴言、暴力、性的虐待、ネグレクトといった虐待に遭った。
　家族の誰からも大事にされていないと感じた。
　誰にも守ってもらえないと感じた。
　家族同士の仲が持続的に悪かった。
　別居や親の離婚による離別を経験した。
　家族内の暴力や暴言を見聞きしていた。
　家族に薬物やアルコールの依存、うつ病など精神疾患があった。
　家族の自傷行為や自殺企図を見聞きした。
　家族が服役中などの逆境的境遇にあった。
　こうしたことで、身体的・精神的ストレスにさらされた子どもは、その後の人生にもマイナスの影響を受けやすい。

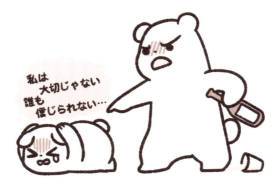

81 発達性トラウマ障害

小児期の逆境がもたらすもの

愛着障害

関連項目 ▶ 複雑性PTSD | 75 愛着障害 | 77

　小児期や思春期に虐待に遭ったり、十分な愛着を形成する養育環境になかったりしたことなどを背景に **愛着障害** が生じ、以下のような傾向を呈するもの。
　恐怖や怒りなどの情動の制御ができず、耐えられない。
　食事や睡眠などの身体的なコントロールができない。
　自分の体のサインに気づけない。
　自分の感情や体調を伝えられない。
　脅威にとらわれすぎたり認識できなかったりする。
　自暴自棄になったりスリルを追い求めたりする。
　不快な気持ちをなだめようと、不適切な行動や自傷に及ぶ。
　目的を持った行動を続けられない。
　自分自身や誰かとの関係性について不安定になったり、自分についてきちんと受け止められなかったりする。
　発達性トラウマ障害では、その発達の過程で、うつ病や不安症や摂食障害などさまざまな精神障害の状態を呈する「異型連続性」が生じる。これは **複雑性PTSD** としての要素を持つものと言える。

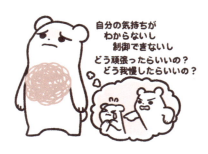

6

依存・嗜癖

82 やめられないお酒

依存・嗜癖

アルコール依存症

関連項目 > 耐性 | 84　精神依存と身体依存 | 88

　お酒を渇望する**精神依存**と、お酒を飲まないと離脱症状が出る**身体依存**によって、やめたいと思いつつ飲酒を続けるもの。

　少しだけのつもりが結局は大量に飲んでしまうコントロールの障害があり、飲酒量を減らさなくてはと思いながら減らせず、むしろ酒に強くなる「耐性」が生じて飲酒量が増える。

　結果的にアルコール中心の生活となり、社会的活動や仕事、趣味などに手をつけず、一日の多くの時間を飲酒に費やす。

　飲酒運転など危険を伴う行為に及んだり、周囲に何度も迷惑をかけたり、挙句はトラブルを起こしたりする。職場や家庭、社会で問題が生じていること、自分の健康上の問題もあることをわかっているが、飲酒をやめられずにいるものである。

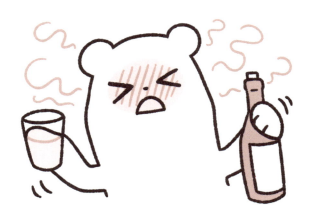

83 酔っ払うのイロイロ

依存・嗜癖
★☆☆

酩酊（めいてい）

　アルコールなどで酔っ払うこと。その内容は、感覚の鈍さ、情動の変化、頭の回らなさ、ふらつき、意識障害など多岐にわたる。
　飲んだ分だけ酔っ払う普通の酩酊は「単純酩酊」だ。一方、少量の飲酒でも意識障害が生じて人格の連続性が断たれたり、記憶が失われたりしてしまうような量的異常からくるものは「病的酩酊」と呼ぶ。飲酒すると興奮して怒り出し、暴言や暴力に及ぶような質的異常、いわゆる酒乱は「複雑酩酊」である。病的酩酊と複雑酩酊を併せて「異常酩酊」と言う。

酔っぱらって楽しいだけならいいけど、気をつけるべき酔い方もあるものです

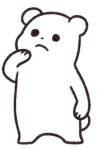

84 お酒に酔わなくなること

依存・嗜癖

耐性

　物質の依存症で問題になるのが「耐性」だ。たとえば、飲酒を続けていると同じ量を飲んでも酔わなくなり、酔うのに必要な量が増えていくことを「耐性形成」と言う。

　飲酒の耐性には、アルコールに対する神経の感受性が低下する「組織耐性」、アルコールを肝臓で代謝するスピードがアップする「代謝耐性」、酔った状態に慣れることで行動に影響が出づらくなる「行動耐性」の3つの要素がある。

　逆に、メタンフェタミンなどの覚せい剤は、使用を繰り返しているうちに、より少ない量でも精神的な反応が生じるようになる「逆耐性現象」が見られる。

85 アルコール離脱症状

断酒時の症状

依存・嗜癖

関連項目 ▶ 精神運動興奮 | 4 幻覚 | 172 小動物幻視 | 201

　長期間、大量に飲酒していた人が、急な減酒や断酒をしたときに生じる次のような症状のこと。「禁断症状」とも呼ばれる。
　発汗や頻脈（脈拍が速くなる）などの自律神経症状
　手が震える手指振戦（しんせん）
　不眠
　吐き気
　不安
　幻覚。特に、虫やネズミなどが見える小動物幻視が有名
　といった小離脱。
　イライラしたりソワソワしたりする精神運動興奮
　てんかんのようなけいれん発作
　振戦せん妄と呼ばれる意識障害
　といった大離脱。
　これら症状は一時的なもので、日が経つにつれて落ち着く。また、酒量を徐々に減らせば離脱症状は少なくて済む。
　対処法として、ベンゾジアゼピンと呼ばれる抗不安薬や睡眠薬を一時的に使ったり、入院したりすることもある。

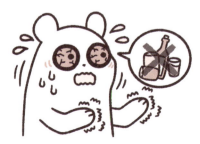

86 依存症の人への家族の向き合い方

依存・嗜癖

イネイブリング

関連項目 > アルコール依存症｜82

　アルコール依存症の本人が負うべき責任を、家族が肩代わりしてしまうもの。

　二日酔いで出勤できないときに、家族が会社に電話して言い訳してあげる。

　酔って吐いたものを家族が掃除する。

　仕事できずにいる分、家族が働いて家計を支える。

　こうしたイネイブリングによって、結果的に本人が酒を飲み続けてもいい状況をつくってしまう家族のことを「イネイブラー」と呼ぶ。

　依存症の回復には家族の支えも重要であり、突き放すのは良くないが、イネイブリングをやめることによって、本人が依存症の自分自身と向き合えることになるはずだ。

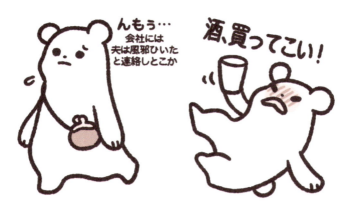

87 共依存

依存・嗜癖

依存症の人を支える家族に起きる依存症

関連項目 ▶ アルコール依存症 | 82　依存と嗜癖 | 90

　たとえば、アルコール依存症の人が飲酒しないように家族が見張り、飲酒したことを家族が叱りつけ、本人が起こした問題を家族が処理するなど、依存症の人を支える過程で家族がおちいる、人間関係上の嗜癖（行動面の依存）のひとつ。

　こうした共依存は、家族自身が自らをコントロールできずに内面で抱えている葛藤を、依存症の人をコントロールすることで癒そうとしているものと解釈される。

　共依存におちいっている人は、自分自身の状況と、本当に自分が望んでいることに気づき、時間、お金、エネルギー、そして人生そのものを、依存症の人のためでなく自分のために使うようにすべき。依存症からの脱却に家族の支えは大切ではあるが、その前提としてお互いが自立することが必要だ。

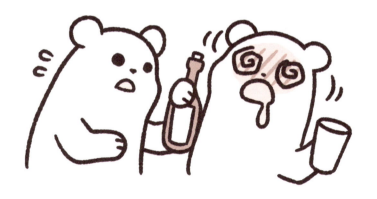

88 依存・嗜癖

依存症を生み出す2つの依存

精神依存と身体依存

関連項目 > アルコール依存症 | 82

　アルコール依存症や薬物依存症といった、主に物質への依存症で用いられる用語。

　精神依存とは、その人に制御困難な欲求が生じている状態のこと。渇望とも呼ばれる。アルコール依存症であれば、飲んだときの気持ち良さが思い出されたり、つらさを紛らわせたいという気持ちがあったりして、お酒が欲しくてしょうがなくなる。

　身体依存とは、その物質の摂取を減らしたり中止したりした際に離脱症状が生じる状態のこと。離脱症状は物質によってさまざまだが、アルコールの場合、不眠、不安、吐き気などが、覚せい剤であれば眠気や抑うつなどが生じる。

　物質の依存症は、精神依存と身体依存が合わさった状態と解釈される。

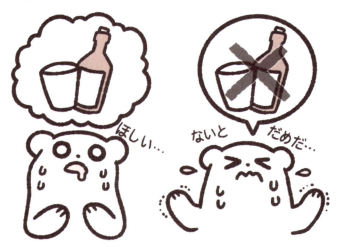

89 依存・嗜癖 ★☆☆

アルコール依存症に伴いがちな認知症

ウェルニッケ脳症とコルサコフ症候群

関連項目 ▶ アルコール依存症 | 82 失見当識 | 260

　ウェルニッケ脳症では、記憶障害、意識障害、目をキョロキョロと十分に動かせない眼球運動障害、歩行など運動機能に問題が見られる運動失調が生じる。

　さらにひどくなるとコルサコフ症候群となり、意識障害に加え、その場や日時が把握できなくなる失見当識や、物事を覚えていない中、断片的な記憶や思い付きを繋ぎ合わせて実際にはない話を語ってしまう作話といった症状が出る。

　原因は、ビタミンB1（チアミン）の欠乏である。ビタミンB1の欠乏は、飢餓状態や胃がんなどでも起きる可能性はあるが、特にアルコールを長期間多量に飲み続けることで生じやすく、アルコール依存症で問題になることが多い。

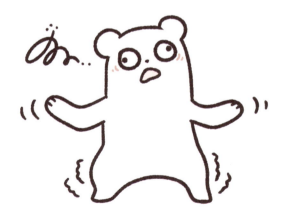

90

依存・嗜癖

コントロールできずやめられないこと

依存と嗜癖

関連項目 > 精神依存と身体依存｜88　インターネットゲーム行動症｜93
ギャンブル障害｜94

　依存という言葉は本来、物質の使用に用いられる。アルコールや覚せい剤などに対し、それが欲しくてたまらない渇望すなわち**精神依存**が見られ、やめたときに生じる離脱症状が、さらに渇望を強め摂取をやめられずにいる状態を指す。

　一方、いわゆる**ギャンブル依存症**や**ゲーム依存症**などの用語は、一般人が理解しやすいように使われているものの、ギャンブルもゲームも行動であり物質ではないので、厳密には依存症とは言えない。

　物質でも行動でも、のめりこんでコントロールを失っている状態は嗜癖という言葉で表現される。そのため、ギャンブルやゲームへののめりこみは依存症ではなく行動嗜癖と呼ばれる。

　とはいえ、「ギャンブル等依存症対策基本法」という法律があるぐらいで、行動嗜癖も実質的に依存症として扱われるのが実情だ。

91

依存・嗜癖

連続放火を招く放火癖

パイロマニア

　放火癖、病的放火のこと。放火して火事を起こす精神障害であり、連続放火犯の一部が該当する。

その目的は金銭、復讐などの個人攻撃、犯罪行為の隠蔽ではなく、ただの愉快犯でも、幻覚や妄想によるものでもない。
　パイロマニアは、火を放つまでの緊張感やスリル、逃げることに成功したときの解放感や満足感、燃え広がる火や消火活動、騒ぎなどを見ることに興奮を感じ、放火にハマる。

92 依存・嗜癖

万引きが止まらない窃盗症

クレプトマニア

関連項目 > 依存と嗜癖 | 90

　いわゆる万引き依存症のこと。「窃盗症」とも言う。
　常習窃盗の中でも利益目的の職業的窃盗や貧困者の生活のための窃盗と異なり、窃盗症の盗みは、金銭的な目的ではなく、窃盗のための窃盗である点が特徴。
　窃盗に及ぶ直前のスリル、盗み終えてのホッとした解放感や達成感にハマり、窃盗の衝動に抵抗できずにいるものだ。アルコールや薬物の依存症に近い行動嗜癖のひとつである。
　治療薬はなく、家族や医療者と問題を共有しながら、自分自身の衝動への対策を考え生活を変える必要がある。

93	ネトゲ依存
依存・嗜癖 ★★☆	

インターネットゲーム行動症

　いわゆる「ネトゲ依存症」。DSM-5では「インターネットゲーム障害」、DSM-5-TRでは「インターネットゲーム行動症」の名で、研究対象の存在として扱われている。インターネットを介したゲーム、いわゆるネトゲにとらわれ、ネトゲするのをコントロールできず、ネトゲに長時間費やし、ほかの活動をおろそかにし、家族に隠れてネトゲに没頭したり周囲に嘘をついて問題を隠したりし、個人、家庭、職業、社会生活、教育生活などに大きな問題が生じ、問題が起きてもネトゲを続ける。ネトゲから離れると落ち込んだり、落ち着かなくなったりし、嫌な気持ちになってはネトゲで紛らわせようとする。

　薬で治るものではなく、ゲームから離れた生活が必要となる。

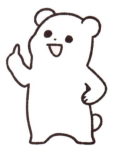

ゲームは楽しいけど、生活のバランスを崩すほどハマりすぎるのは危険ですね

94 ギャンブルへの依存症
ギャンブル障害

依存・嗜癖

関連項目 ▶ 依存と嗜癖 | 90

　いわゆる「ギャンブル依存症」のことで、行動嗜癖のひとつ。「病的賭博」とも呼ばれる。ギャンブルで負けた分をギャンブルで取り返そうとし、より強い興奮を得ようと掛け金を増やす。不安や落ち込みをギャンブルで紛らわせようとし、ギャンブルしていないと落ち着かず、ギャンブルにとらわれ続けるもの。お金に困って借金したり、周りに止められても嘘をついて続けたりし、家庭や社会でさまざまな問題が生じてもギャンブルがマズイと頭のどこかでわかっていても、ギャンブルを減らすこともやめることもできない。

　費やしたお金や時間などを記録しつつ、ギャンブルから離れる治療が必要だ。

> ギャンブルで失うのはお金だけじゃなくて、大切な人や時間や仕事も？

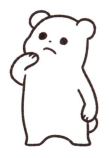

95 止まらない買い物

依存・嗜癖

買い物依存症

★★★

関連項目 ▶ アルコール依存症 | 82　耐性 | 84　依存と嗜癖 | 90

　英語で「パソロジカル・バイイング」「オニオマニア」などと呼ばれる。行動上の嗜癖のひとつで、男性よりも女性に多い。

　抗いがたい欲求である渇望が買い物に対して生じ、何を買うかも決めずに店に行き、いい気分で多額の買い物をし、満足感や快感を味わい、その後に罪悪感を抱いて落ち込む。買った物の多くは使われずにしまい込まれがちだ。

　徐々により多額な買い物へとエスカレートすることや、買い物せずにいるとイライラなどの不快気分が生じる点は、アルコール依存症の耐性形成や離脱症状とも共通する。

　また、買い物依存症の人の家族にアルコール依存症や薬物依存症が多いなど、一般的な依存症とも関連があると考えられている。

　アルコールが完全にない生活も難しいが、買い物がまったくない生活は不可能に近い。そのため、治療は難しい。

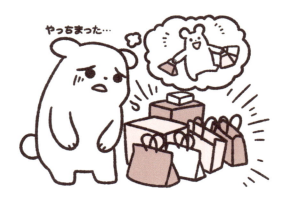

96 毛を抜かずにいられない抜毛症

依存・嗜癖

トリコチロマニア

関連項目 > 強迫症 | 42 皮膚むしり症 | 50 依存と嗜癖 | 90

　自分で毛を抜かずにいられず、ハゲができて困っているもの。「抜毛症」とも言う。

　子どもに多く、男の子でも女の子でも起きる。ただ、子どもの抜毛症はたいてい自然と止まる。一方、大人で生じるケースでは女性が多く、長い期間苦しみがちだ。

　抜く毛は、髪の毛、眉、恥毛などさまざま。毛を抜きたいという衝動が生じ、毛をピンと引っ張る緊張感、スポッと抜けた際の解放感にハマる。

　自分の皮膚をむしることをやめられない「皮膚むしり症」も似た存在である。

　行動の依存症すなわち行動嗜癖としての要素もあれば、わかっていてもやらずにいられない点で、強迫症に似た存在「強迫スペクトラム」としての要素もある。

　効果的な薬はない。抜毛の衝動が生じたら、手を塞ぐなどの工夫が必要である。

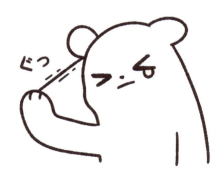

97 ラプンツェル症候群

抜毛症に起きる毛髪胃石

依存・嗜癖

★★★

関連項目 > トリコチロマニア | 96

「トリコチロマニア（抜毛症）」は自分の毛髪を抜いてしまうものだが、抜いた毛を食べてしまうのを「トリコファジア（食毛症）」と呼ぶ。

毛髪は食べても消化されない。短い毛であればまだいいが、長い毛は胃から腸、そして体外へとうまく動いていかない。そのため、トリコファジアを長い間続けていると、多数の毛が絡み合い胃の中で塊をつくり、毛髪胃石と呼ばれる石ができる。その状態をラプンツェル症候群と言う。

胃石は胃の機能障害を引き起こし、人によっては腹痛や吐き気、栄養障害などを招くこともある。

そんな胃石が小腸に入ると、狭い通り道で通過障害を起こし、手術が必要になる。

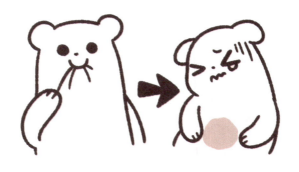

98 爪を噛むのが止められない人

依存・嗜癖

爪噛症

★★★

　爪を噛むのを止められないこと。「ネイル・バイティング」「オニコファジア」とも言う。子どもや思春期に多く、ストレスで起きやすい。

　爪が極端に短くなったり、爪を噛んでいるのを見られて恥ずかしい思いをしたりと本人は苦悩する。

　爪噛みを叱りつけたりからかったりするのは悪化の原因にもなりえる。やめる方法として、爪に塗る苦い薬剤を利用するのも手だ。苦いから噛まないというだけでなく、苦みによってなんとなく噛んでしまう自分の行為に気づきやすくなる。爪噛みの衝動に気づいたとき、ボールを握ったり、絵を描いたりして、代わりの行動に打ち込む習慣をつけることが有効と言われている。

　また、子どもであれば爪にかわいい絵を描いたり、大人ならマニキュアをしたりすることで、爪を大切に扱えるようになる人もいる。

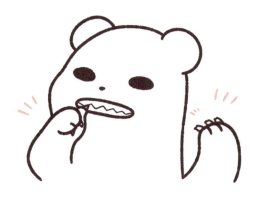

99 遅延報酬割引

依存・嗜癖 ★★★

先を見通した行動

　何かが得られるまでに時間がかかると、その価値が割り引かれて低く感じられてしまうこと。

　人はみな、目先の短期的メリットと、先を見通した長期的メリットの間で気持ちが揺れ動きながら選択を続けている。

　たとえば、目の前のアイスクリームを食べて一時的な幸せを得るのか、それを食べずに過ごして健康的な生活や良いスタイルを得るのかといった具合だ。

　今すぐ1万円をもらえる権利と、1ヶ月後に1万1000円もらえる権利を比較したら、明らかに後者が有利である。しかし、遅延報酬割引によって前者を選ぶ人もいる。

　遅延報酬割引の強度は個人や精神状態によって異なるが、特に依存症ではその率が高くなる。つらい物事について本質的解決を図るより酒に酔って済ませたり、地道に稼ぐことよりパチンコの大当たりに魅せられたりと、近視眼的、衝動的な行動に引っ張られがちとなる。

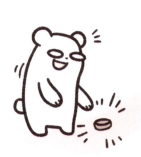
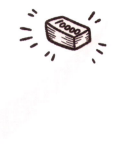

100 薬物乱用の後の無気力

依存・嗜癖

★★★

動因喪失症候群

関連項目 > 陽性症状と陰性症状 | 171

　大麻や有機溶剤などの使用で起きうる慢性的な精神的異常のこと。特に大麻の使用者に生じることで注目されるようになった概念だが、有機溶剤や市販の咳止めの乱用などでも見られる。
　長期使用者に生じるものとして知られているが、短期使用でも始まりうるとの指摘もある。
　主に、以下のような症状が問題となる遷延性の障害である。
　意欲が低下し無気力になる。
　感情が平板化し物事に無関心になる。
　注意集中が続かなくなる。
　記憶力の低下など認知機能の障害が生じる。
　これらは、統合失調症の陰性症状との類似性が指摘される。
　治療には抗うつ薬や賦活作用のある非定型抗精神病薬が試みられるが、難治なことも多い。そのため、薬物の乱用には注意が必要である。

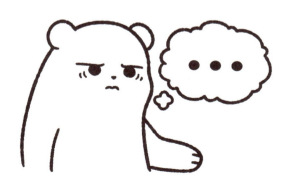

7

発達障害

101 発達障害

社会での生きづらさの原因になる

★☆☆

関連項目 ▶ 自閉スペクトラム症 | 102　注意欠如多動症 | 111
チック症 | 113　限局性学習症 | 116　知的発達症 | 120
発達性協調運動症 | 122

　成長とは、体格や体重などの身体的変化を指す。一方、発達とは、知能、言語、運動、社会性などの能力の向上を指す。

　発達障害は、発達の過程で生じる発達期の障害の総称であり、その範囲は広く、DSM-5 では「神経発達症群」とされ多くのものが含まれる。

　発達障害者支援法では、コミュニケーションや常同性などが問題となる「自閉スペクトラム症」、読む・書く・計算のどれかが苦手な「限局性学習症」、不注意や多動・衝動性で困る「注意欠如多動症」などが、発達障害として定義されている。

　ほかにも「チック症」「発達性協調運動症」を、場合によって「知的発達症」を含むこともある。

　発達障害の割合は、子どものおよそ7％前後と考えられ、基本的にはその特性に合わせた教育や支援が求められる。

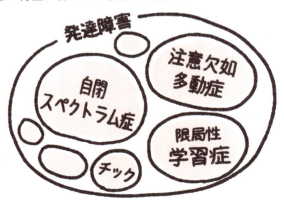

119

102 コミュニケーションや社会性の困難

発達障害

自閉スペクトラム症

関連項目 > アスペルガー症候群 | 104

　かつて自閉症やアスペルガー障害などと呼ばれていたものは、連続性のあるスペクトラムの中にあるという理解から、現在は自閉スペクトラム症と呼ばれるようになった。「自閉症スペクトラム障害」とも言う。生まれ持った特性のひとつと捉えられる。

　人と情緒的な関係をつくれず、非言語的コミュニケーションが苦手で、仲間づくりが難しいことに加え、次のような特徴が見られる。

　物を一列に並べて遊ぶ、同じ行動や発言を繰り返すなど、常同行為や反復行為をする。

　決まったことを決まった時間に続けるなど、ルールや習慣へのこだわりが強い。

　鉄道など特定のものに非常に詳しくなるなど、限局された物事への興味を示す。

　突発的な音に過敏だったり、暑さや寒さに鈍感だったりといった、感覚刺激への過敏さや鈍感さがある。

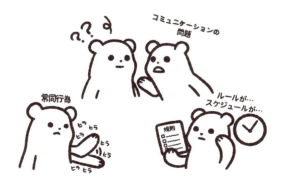

103 自閉症/カナー症候群

発達障害 ★★★

ウイングの3つ組

関連項目 ▶ 自閉スペクトラム症 | 102

　自閉症の特徴について、児童精神科医のローナ・ウイングが示したもの。以下の3つの特徴を持つ自閉症は「カナー症候群」とも呼ばれる。

① 社会性の障害
　あるものをひどく恐れ、あるものをすごく好む独特の感情を示す。また、相手の感情を理解すること、暗黙の了解、常識の獲得などがうまくいかないなど。

② コミュニケーションの障害
　言語能力自体に問題がなくても、言語表現が偏り独特な言葉を用いる。会話のキャッチボールが困難、空気が読めない、表情や視線・ジェスチャーをうまく理解できずうまく使えないなど。

③ イマジネーションの障害
　目の前に具体的にある物は良くても、目の前にない物や可能性を理解しづらい。物事を直感的に理解しづらく応用も利かないので、予想外のことに対応できないなど。

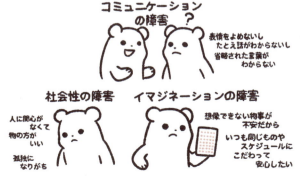

104 発達障害 ★★☆

知的な問題を伴わない自閉スペクトラム症

アスペルガー症候群

関連項目 > 自閉スペクトラム症|102 ウイングの3つ組|103

「カナー症候群」と呼ばれていた自閉症（P121参照）と同じように、社会性の障害、コミュニケーションの障害、イマジネーションの障害という**ウイングの3つ組**の特徴を持ちながらも、知的な障害を伴わず自閉症とは扱われずにいたもの。

ハンス・アスペルガーが初めて症例を報告し、ローナ・ウイングがアスペルガー症候群としてまとめあげた。

DSM-IVでは、自閉症の特徴を持ちつつ知的な障害を伴わないのがアスペルガー障害とされ、いわゆる「高機能自閉症」と呼ばれるものに該当する。高機能自閉症とは、知的能力が高い人も、低くはないという程度の人も含んだものだ。

DSM-5では、知的な能力の高低によらず、**自閉スペクトラム症**の中に定義されている。

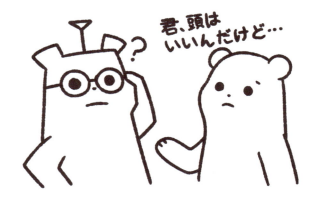

105 誰かの手を道具のように扱う行動

発達障害

クレーン現象

関連項目 ▶ 自閉スペクトラム症 | 102　知的発達症 | 120

　誰かに依頼事があるときに、その人の手をとり、クレーンのように目的物のほうに持っていって、してほしいことを察してもらおうとする行動のこと。たとえば、見たいテレビがあるときに親の手をリモコンのところに引っ張っていったりする。物を指さすのに誰かの指を使うのも広い意味でのクレーン現象。

　主に、自閉スペクトラム症、知的発達症の幼児に生じ、コミュニケーションが十分にできないときに見られる。

106 手を裏表逆で振る自閉スペクトラム症

発達障害

逆さバイバイ

関連項目 ▶ 自閉スペクトラム症 | 102

　バイバイと手を振るとき、普通なら相手に手のひらを向けるところ、自分に手のひらを向け相手に手の甲を向けて振ってしまうもの。自閉スペクトラム症などで生じる。

　動作の形のみを模倣し、その方向性を模倣できていない部分模倣のひとつ。イマジネーションに困難がある自閉スペクトラム症では、自己から他者への視点変換が想像できず、その人の手のひらが見える他者のバイバイを自分視点で模倣してしまうことがある。

107 相手の言葉を繰り返す反響言語

発達障害 ★★☆

エコラリア

関連項目 ▶ 自閉スペクトラム症｜102　チック症｜113
統合失調症｜170　アルツハイマー型認知症｜251
ピック病（前頭側頭型認知症）｜254

　相手の言葉を意味なくそのまま繰り返す、いわゆるオウム返し。「反響言語」とも言う。生じる理由はさまざまだが、相手の言葉を理解できず繰り返す言語理解の困難の現れ、返事をする代わりにただ繰り返すようなコミュニケーションの問題、周囲からの刺激に影響されやすい脳の状態などが考えられる。

　言葉ではなく、相手の動作を真似るものは「反響動作」と呼び、反響言語と反響動作を合わせて「反響現象」と言う。

　自閉スペクトラム症、チック症、アルツハイマー型認知症、ピック病、統合失調症などで生じることがある。

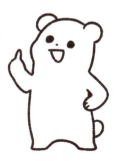

エコラリアというひとつの症状もその背景にある障害によってその原因はイロイロあります

108 急に過去を再体験する自閉スペクトラム症

発達障害

タイムスリップ現象

関連項目 › フラッシュバック｜74　自閉スペクトラム症｜102

　自閉スペクトラム症の人が、過去の出来事を、まるでつい先ほどのことのように扱うこと。過去の体験が現在の体験に侵入し、ただ思い出すというレベルを超え、今その場で体験している。過去と現在を混同する「エクムネジー」という症状のひとつ。

　心的外傷後ストレス症のフラッシュバックのようだが、タイムスリップ現象は、つらい体験だけでなく、楽しい体験でも起きるのが特徴だ。

> 時間的な混乱というのも独特な症状ですね

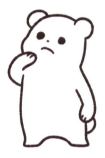

109 重ね着症候群

発達障害 ★★★

隠れた発達障害傾向

関連項目 → うつ病（大うつ病性障害）| 1　発達障害 | 101
自閉スペクトラム症 | 102　注意欠如多動症 | 111

　表面に見えている病気だけでなく、その奥の発達障害傾向を考えるための概念。たとえば、うつ病など最初に考えられていた服を脱いだら、発達障害傾向という服をもう1枚、その下に着ていたイメージで作られた言葉である。

　実際に、うつ病や不安症、パーソナリティ症などさまざまな精神障害に対し、抗うつ剤など一般的な治療を行っても思うように効果が得られないときは、背景に軽度の発達障害傾向があるのかもしれないと疑う必要がある。

　なお、ここで言う発達障害は、自閉スペクトラム症や注意欠如多動症のことだ。自閉スペクトラム症そのもの、注意欠如多動症そのものでなくても、その「傾向」があるだけで、日常生活や社会生活に困りごとは増えるであろう。

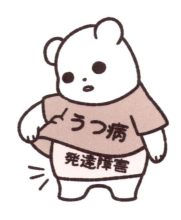

110 社会的語用論的コミュニケーション症

発達障害

人との会話の困難

関連項目 > 発達障害 | 101

　発達障害のひとつで、言葉を話すことも聞いて理解することも十分できるのに、実際の対人的なコミュニケーションに困難が生じるもの。

　文字通りの言葉を伝えるだけならまだ何とかなっても、言葉の上では省略された物事を理解するなど、いわゆる行間を読むことや、比喩、冗談、皮肉、同音異義語、指示代名詞などを理解することに問題があるもの。

　また、敬語やタメ口を使い分けるなど、状況に合わせた切り替えができなかったり、うまく相槌(あいづち)が打てなかったりと、実際のコミュニケーションに困難が生じる。

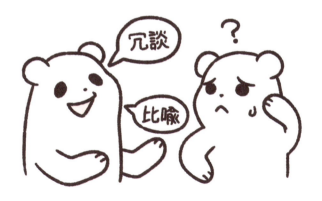

111 注意欠如多動症

発達障害 ★☆☆

不注意だったり落ち着かなかったり

ADHD（Attention-Deficit/Hyperactivity Disorder）。「注意欠如多動性障害」「注意欠陥多動性障害」とも呼ばれる。

あるとき発症するものではなく、幼い頃から存在する特性で、主に、次のような問題が起きる。

- **不注意による問題**
ちょっとしたことで気が散りやすい。
授業でも仕事でも注意集中が続かない。
話に集中できない。
書類仕事などが苦手でタスクを達成できない。
物の整理や時間配分が苦手。
必要な物事を忘れがち。
物の紛失が多い。

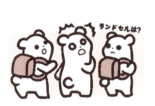

- **多動性や衝動性による問題**
じっとしていると落ち着かない。
手や足を動かす。
授業中に歩き出す。
よけいな所に登ったり、走りまわったりする。
静かに過ごせない。
順番を待てない。
人が話し終わるのを待てずに話す。
喋りすぎる。
相手にことわりもなく話しかけたり
ものを使ったりしてしまう。

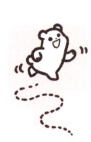

112 発達障害で生じがちな没頭

発達障害

過集中

関連項目 ▶ 自閉スペクトラム症｜102　注意欠如多動症｜111

　関心がある物事や好きな物事に取り組み始めると没頭しすぎてしまうもの。勉強や仕事に過集中するならまだ生産的だが、ゲームなどの娯楽であれば、学業や仕事に支障が生じる。

　たとえば、声をかけられても耳に入らない、返事をしてもうわの空、食事を食べ忘れる、ついつい夜更かしする、予定をすっぽかす、すべきことを放置するといったことに繋がる。

　過集中は、主に**注意欠如多動症**（ADHD）や**自閉スペクトラム症**で見られる。集中力が続かないことが問題となるADHDでの過集中の存在は矛盾しているようだが、適切な集中力の振り分けができないのだと考えれば理解できるはずだ。

　ToDoリストの活用や、作業ごとに時間を定めてタイマーをセットするなど、生活上の工夫で対応するといいだろう。

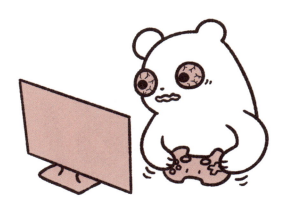

113 チック症

発達障害 ★★☆

瞬間的な動きや声の衝動

　突発的な動きや声が繰り返し生じるもの。「運動チック」と「音声チック」がある。

・**運動チック**
　顔が動く、首を振る、肩が動く、手や足が動く、瞬きをする、顔をしかめる、うなずくなどのシンプルな動きから、拍手する、ジャンプする、手や足を曲げ伸ばしするなどの複雑な動きまで。

・**音声チック**
　アッと声が出る、鼻をすする、咳払いするなどのシンプルなものから、何か言葉を発するようなものまで。

　いずれも、シンプルな動きや声は「単純チック」、ある程度のまとまりがあるものは「複雑チック」と呼ばれる。
　子どものうちに生じることが多く、たいていは自然と治る。
　症状が続くときには、違う動きなどで打ち消したりという工夫がとられたり、抗精神病薬が用いられることもある。
　リラクゼーションを身につけることも大切である。

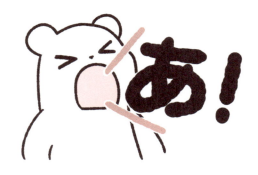

114 音声と運動のチックの持続

発達障害

トゥレット症候群

関連項目 > エコラリア |107 チック症 |113

チック症のほとんどは一時的なものだが、1年以上続くことがあり、その経過中に運動チックと音声チックの両方が生じるのがトゥレット症候群である。正式名称は「ジル・ドゥ・ラ・トゥレット症候群」と長い。

トゥレット症候群では、汚い言葉を発する「コプロラリア（汚言症）」や、相手の言葉をそのまま繰り返す「エコラリア」を伴うこともある。

0.5％前後の人に生じ、女性よりは男性に多い。

抗精神病薬による治療や、衝動が生じた際にチック症状に及ばぬよう他の行動で打ち消す「ハビットリバーサル」と呼ばれる行動療法が行われることもある。

115 児童期発症流暢症

発達障害

吃音/どもり

話そうと思うと流暢に話せなくなるもの。

語頭音と第2音の繋がりが困難になることで「でででで……電車」のような繰り返しや「でーんしゃ」のような引き延ばしが生じたり、「ん……電車」といった阻止・難発・ブロックが生じたりする。

多くが3～4歳の幼い頃に生じる発達性吃音で、発話の欲求に発話の能力が追いつかずに起きる。DSM-5-TRでは「児童期発症流暢症」と呼ばれる。

原因のほとんどが遺伝的要素で、育て方との関連性は薄い。

1割ほどの人が経験するよくある症状で、たいてい自然に治る。どもらないよう意識することは心理的負荷が高まり逆効果で、叱ったりからかったりすれば悪化や長期化を招く。

周囲がどもりを気にしないよう関わり、ゆったりと話すことが望ましい。もし、2～3年以上続くなら言語療法を受けるのもいいだろう。

116 読む/書く/計算するのが困難

発達障害

限局性学習症

関連項目 › ディスカリキュリア|117 ディスグラフィア|118
ディスレクシア|119

　知的な遅れがないのに、読む・書く・計算のいずれかの領域に困難があるもの。

　文章を読むことに困難があり、強ければ字を読むことすら困難なのが「ディスレクシア（読字障害）」。

　文章を書くことに困難があり、強ければ字を書くことすら困難なのが「ディスグラフィア（書字障害/書字表出障害）」。

　数学的な理解に困難があり、強ければ単純な計算すら困難なのが「ディスカリキュリア（算数障害/計算障害）」。

　いずれも薬で治すものではない。

「読むのが苦手なだけで、ほかはできるのに……」というように、ひとつの領域が苦手なだけで学習全般に支障が出れば大きな問題になりうる。それぞれの特徴や能力に合わせ苦手領域について支援することで、学習全体に遅れが出ないよう、周囲は配慮すべきである。

117 算数/数学の障害

発達障害

ディスカリキュリア

関連項目 > 限局性学習症 | 116

限局性学習症のひとつで、数学/算数に困難があるもの。「算数障害」「計算障害」とも言う。その内容は以下のようにさまざまだ。

数字や桁の理解の困難。言葉の「さん」と数字の「3」が結びつきづらいなど、数詞と数字の繋がりの障害。足す/引く/かける/割るの暗算ができない数的事実の障害や、筆算が困難な計算手続きの障害。九九を覚えるような計算の自動化の障害。

面積、体積、重さ、時間、速さなど、量的な概念を含む数学的思考の困難。文章問題から必要な式に置き換えて計算するような数学的推論の障害。図形の把握の障害。

これらは、勉強不足とは別の話で、脳の特性によるものが想定される。本人の能力に合わせた支援が必要である。

118 字や文を書くことの困難さ

発達障害

ディスグラフィア

関連項目 > 限局性学習症 | 116

限局性学習症のひとつで、文章や文字を書くことに困難があるもの。「書字障害」「書字表出障害」とも言う。ひらがなの段階で困る子も、カタカナがダメな子も、漢字の登場でつまずく子もいる。

字の認識の困難、字を覚えることの困難、字を構成して書く能力の不足、字を書く器用さの不足、文法的な理解の困難、まとまりのある文章を書く能力の不足などが影響する。

　文字を分解したり、文字の成り立ちを聞いたりすることで理解が深まる子もいる。学校では、手書きを要する課題を軽減する配慮が望ましい。

119 発達障害

字や文を読むことの困難

ディスレクシア

関連項目 ▶ 限局性学習症 | 116

　限局性学習症のひとつで、文章や文字を正しく読んだり速く読んだりすることに困難があるもの。「読字障害」とも言う。文字を見て、頭の中でその読みが音として浮かぶデコーディングに問題が生じやすい。幼児の頃、文字に興味を持てずにいることも多い。

　読むのが困難だと書くことにも影響が出やすいので、羅列されたひらがなから言葉をつくるような遊びで文字に慣らす取り組み、本人が好む絵本の読み聞かせ、音読の練習などが行われる。フリガナ付きの文章でハードルを下げて学ぶなどの支援も望ましい。

120 知的発達症

知的機能の問題

発達障害 ★☆☆

　知的な発達に障害があるもので、概念的、社会的、実用的な知的機能と、日常生活の機能に欠陥が見られる。「知的能力障害」「知的障害」「精神遅滞」とも言われていた。

　大人になって発症するものではなく、子どもの頃から持続的にあり、18歳になるまでに診断をつけておくことが多い。

　知的機能については検査でIQとして示され、目安として70未満で軽度、50未満で中等度、35未満で重度、20未満で最重度の障害とされる。

　治すものではなく、本人の能力に合わせた教育によって、本人なりの知的な発達が得られるようにする。無理に通常の教育を押しつければ、ついていけずに問題が大きくなるだけである。

　日常生活に困難があれば、周囲の援助が必要になる。医療だけでなく、福祉の面からのサポートも重要だ。

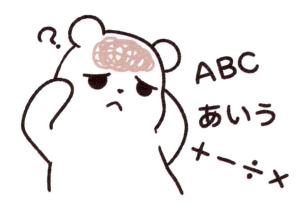

121 サヴァン症候群

発達障害

部分的に高い能力を持つ知的障害

関連項目 ▶ 自閉スペクトラム症 | 102

　知的能力の障害がありながら、部分的に驚くような能力を持つ人のこと。その領域についてトレファートは、以下の6つの分野を挙げている。

　難しい計算の問題を暗算で即答するなどの計算能力。
　ある物事について非常に詳しくなるなどの記憶能力。
　指定された年月日の曜日を即答するなどのカレンダー計算。
　一度見た風景を細部まで絵に再現できるなどの芸術能力。
　一度聞いただけの曲をピアノで弾いてみせるなどの音楽能力。
　地図上の地名、道路など何から何まで頭に入る地図記憶力。
　これらは、自閉スペクトラム症との関連が指摘されている。
　一部の領域だけ能力が高くても、実際には日常生活や社会生活で活かしがたく、知的な障害について支援が必要である。

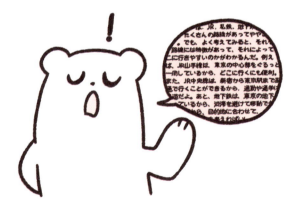

122 運動音痴

発達障害 ★★☆

発達性協調運動症

　いわゆる「運動音痴」と呼ばれる、運動神経が極めて悪い人のこと。子どもの5〜6％が該当するとされ、大人になると運動を求められる機会が減り目立たなくなるが、長期的に持続する。

　その原因は、運動機能、感覚機能、認知機能の障害など、さまざまなものが考えられる。

　程度もいろいろで、クラブ活動や体育の授業で失敗ばかりしたり、なかなか自転車に乗れないというものから、靴紐を結べなかったり、日常生活の中でもよく物を落としたり、食事をしたり字を書いたりするにも不器用すぎるケースもある。

　薬が効くものではない。日常生活に困難があるときには、その対策について作業療法士や理学療法士の指導を受けるのもいいだろう。

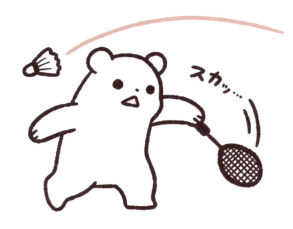

123 並外れて能力が高い子

発達障害

ギフテッド

　能力が並外れて高い児童のこと。IQ 130以上が目安とされ、2〜3%が該当すると考えられる。「ギフテッドチャイルド」「ギフテッドチルドレン」とも呼ばれる。

　早期にギフテッドだと気づき、適切な教育を提供すれば、素晴らしく高い能力を獲得できる可能性が期待される。

　一方で、普通の集団教育の中では、ほかの子たちと合わなかったり、本人に不釣り合いな低レベルの教育に不満を持ったり、能力をもて余して伸びる機会を失いかねない。

　なお、IQで示される知的能力だけでなく、芸術やスポーツ分野についてもギフテッドの概念は用いられ、それらは「タレンテッド」とも表現される。

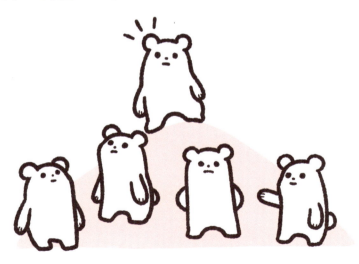

8

思春期

124 青年期危機

思春期 ★★★

若者に起きるさまざまな要素

関連項目 > 不登校 |292

　青年期/思春期は二次性徴などの身体的な変化があり、男または女としての自分を受け入れる時期であるとともに、ホルモンの変化など生理的要素で精神的にも不安定になりやすい時期だ。

　さらに、精神的な親離れの時期でもあるものの、まだ大人ではなく、親に依存しつつ自立を目指す葛藤を抱える。

　こうした青年期の課題として、エリクソンは「自我同一性」を挙げており、その過程では、不良行為など否定的な同一性に引っ張られたり、自分の存在に思い悩んだりすることもある。

　結果的に、不登校や家庭内での不和などの問題も起きやすく、さまざまな精神障害が始まりやすい。

　疾風怒濤と表現されるような不安と動揺に満ちたこの時期特有の問題を「青年期危機/思春期危機」と呼ぶ。

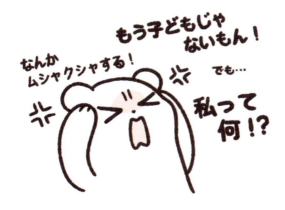

125 自分の臭いを気にしすぎる人

思春期

自己臭症

関連項目 ▶ 自我漏洩症状 |128

　脇臭、便臭、口臭など、自分の臭いを過剰に気にし、周囲に嫌がられていると思い込むもの。

　近くの人が席を立ってどこかに行ったり、周りの人が鼻に手をあてたりするのは、自分の臭いを嫌がっているからではないかと気にする。

　自分の中のものが外に出るように感じる「自我漏洩症状」。実際にはない臭いを感じる「幻嗅」のひとつという解釈、そして、周囲に臭っていないのに臭っていると思い込む「自己臭妄想」という解釈がありうる。あるいは、気にしなくてもいいはずのことを気にしすぎる不安や強迫として扱えば、「自己臭恐怖」という解釈もありうる。

　体臭の強い欧米人より体臭の少ない日本人で、自己臭症が問題になる点は興味深い。抗精神病薬や抗うつ薬などが効くこともある。

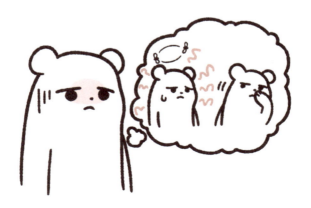

126 思春期妄想症

思春期 ★★★

自分の臭いや見た目や視線を気にする若者

関連項目 > 強迫症 | 42　醜形恐怖症（身体醜形症）| 51
社交不安症 | 58　自己臭症 | 125　自己視線恐怖 | 127
統合失調症 | 170　幻覚 | 172　妄想 | 173

多くが思春期に始まる妄想的な精神症状で、その内容は主に次の3つが挙げられる。

自分の不快な臭いで周りの人たちに迷惑をかけていると思い込む「自己臭症（自己臭妄想）」。

自分の視線が他者に不快感を与えていると思い込む「自己視線恐怖」。

自分の見た目が醜くて周囲に不快感を与えていると思い込む「醜形恐怖症（身体醜形症）」。

こうした症状が生じる背景は、個人によってさまざまだ。対人緊張が目立つようであれば社交不安症に該当する可能性が、小さな事柄が気になってしょうがない点では強迫症に該当する可能性がある。また、実際には存在しない自らの問題を知覚したり確信したりしているのは幻覚、妄想と言え、統合失調症に近い存在である可能性もある。

そのため、効く薬や治療法、その後の経過もさまざまである。

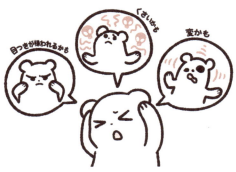

127 自己視線恐怖

思春期 ★★★

自分の視線についての心配

関連項目 > 社交不安症 |58　思春期妄想症|126　統合失調症 |170

自分の視線が周囲を不快にさせると思い込み、人と接することを避けるようになるもの。**思春期妄想症**のひとつとして扱われる。

視線がきつすぎる、目つきが悪い、睨(にら)んでいるように思われるなど、自分の目に攻撃性が含まれるのを恐れることが多い。「女性の胸もとを見てしまっていないか」「自分が色目を使っていると思われないか」など、自分の視線に性的な意味が含まれることを恐れるのは「色目恐怖」とも呼ばれる。

妄想としての意味が強ければ**統合失調症**に近いものが、対人緊張としての意味が強ければ**社交不安症**に近いものが想定される。

> 視線を気にしすぎると、人付き合いが難しくなりますね

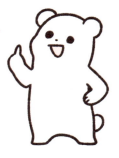

128 自我漏洩症状

思春期

自分から何かが漏れる体験

関連項目 ▶ 醜形恐怖症（身体醜形症）| 51　自己臭症 | 125　思春期妄想症 | 126　自己視線恐怖 | 127　思考伝播 | 188

　自分の中から何かが漏れ出てしまうように感じたり、それを恐れたりする症状のこと。
「自己臭症」「自己視線恐怖」「醜形恐怖」の3つの思春期妄想症が含まれるほか、自分の寝言を聞かれるのではないかと恐れる「寝言恐怖」、自分の秘密を無意識に独り言で言ってしまい聞かれるのではないかと恐れる「独語妄想」、自分の考えが周囲にテレパシーのように伝わるのではないかと恐れる「思考伝播」などがある。

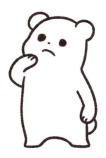

自分の秘密などが人に伝わると思ったら、誰もが嫌ですよね

9

周 産 期

129 出産前後のうつ病

周産期

周産期うつ病

関連項目 > うつ病（大うつ病性障害） | 1

　もともと、出産後のうつ病は産後うつ病と呼ばれていたが、妊娠中にもうつ病が起きやすいことから、両方を合わせ周産期うつ病と呼ばれるようになった。

　出産前後はホルモンの変化、栄養面の変化、体調面の変化が生じるだけでなく、家族が増える、住まいが変わるという環境変化も加わる。さらに、母親になること、退職・休職という役割の変化も重なり、多面的な要因でうつ病になりうる。

　特に、夫の協力不足やシングルマザーであることなど、周囲の支援が乏しいとうつ病になりやすい。初めての出産や予定外の妊娠などで不安が強いこともリスク因子となる。

　こうしたことから、妊婦健診などでも周産期うつ病についてチェックが行われている。

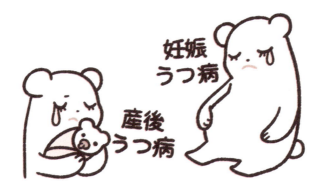

130 マタニティブルーズ

周産期 — 出産後の抑うつ状態

関連項目 > 抑うつ気分 | 2

出産後の抑うつ状態のことで、病気ではない正常範囲のよくある生理的な変化。

出産で急激にホルモンなどが大きく変化し、**抑うつ気分**、涙もろさ、孤独感、絶望感、イライラ、不安、不眠、集中力の低下、神経過敏、疲れやすさ、食欲減退、頭痛などが生じる。

出産直後とは限らず、2〜3日経ってからでも症状が現れうる。多くは2週間以内に良くなるが、程度が強ければ、あるいは長引くようであれば、産後うつ病として精神科での治療が必要になる。

出産直後の女性に対しては、周囲の人はマタニティブルーズに注意し、サポートしていくべきである。

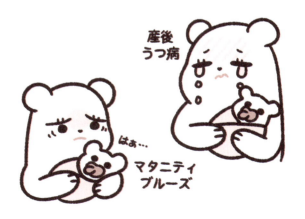

131 周産期

我が子を愛せない悩み

ボンディング障害

関連項目 ▶ 周産期うつ病 | 129

　親が子どもに対して「愛しい」「守ってあげたい」などと感じる愛情や、情緒的な絆(きずな)のことを「ボンディング」と言う。特に母親の場合、まずは妊娠中にお腹の中の子に、さらに生まれた我が子に、こうした特別な気持ちが生じるのが普通である。

　ところが、そうした肯定的な感情がわかないケースもある。「かわいいと思えない」「愛情を感じられない」というだけでなく、「我が子に腹が立つ」と怒りや拒絶の気持ちを抱く母親もいる。

　そして、そんな自分に悩み、自分を責めるのがボンディング障害である。ボンディング障害があれば、親本人もつらいし、子どもにも悪影響が生じかねない。

　自分が妊娠を喜べない心境であることや周囲が妊娠を喜ばないこと、周産期のうつ病などがあるとボンディング障害が生じやすい。

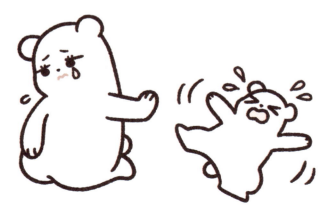

132 産褥期精神病

周産期

出産後にまれに生じる精神病

関連項目 > 幻覚 |172 妄想 |173

　出産後6〜8週間の体が回復するまでの「産褥期」に、1000件に1件とまれに生じる精神病のこと。幻覚や妄想、気分の不安定性、錯乱、昏迷、困惑、興奮など、さまざまな症状が見られる。

　出産後、数日してから前駆症状としての不調が始まり、2〜3週間後に発病し、急激に悪化する。発病が確認されればただちに精神科への入院、抗精神病薬での治療が必要となる。なお、産褥期精神病を一度経験した人は、次の出産で高率に再発するため注意が必要である。

出産後は体だけでなく、心のケアも大切ですね

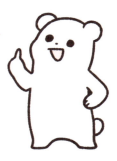

133 周産期 ★★★ 我が子に向ける否定的感情

赤ちゃん部屋のおばけ

　自分が子ども時代に母親から向けられた否定的感情を、今度は我が子に向けてしまうもの。

　赤ちゃんと向き合うときに抱く感情は、自分が子どもだった頃、母親から向けられた感情の影響を受ける。純粋に愛されて過ごしたのならいいが、怒りなどの否定的な感情を向けられていた体験が強いと、不安や恐怖、イライラ、嫌悪感などの感情に不意に襲われてしまう。そして、自分が受けた虐待を、今度は我が子に向けてしまいうるもので、かつて見た「おばけ」に自分がなってしまわないよう注意が必要だ。

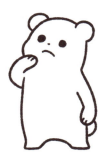

過去の経験が、目の前にいる赤ちゃんへの向き合い方に影響するかもしれないことには気をつけたいものです

10

身体的問題

134 身体疾患による精神症状

身体的問題

症状精神病

関連項目 ▶ 躁状態 | 11　せん妄 | 137　幻覚 | 172　妄想 | 173

　精神的な不調は一般的に、心理的な問題や脳の不調によって引き起こされる。

　一方で、身体的な原因による精神的不調もあり、症状精神病と呼ばれる。

　これは体の病気について思い悩んで生じるようなものではない。症状精神病は「外因性精神病」と呼ばれるもののひとつで、体の病気が脳に影響を及ぼし精神症状が生じるものを指す。

　代表例として、身体的な状態が特に悪いときに生じるせん妄がある。また、全身性エリテマトーデス（SLE）によって抑うつ状態、幻覚・妄想、認知機能低下など多彩な症状が生じる「NPSLE (Neuropsychiatric SLE)」や、肝硬変による幻覚や認知機能低下などの「肝性脳症」、甲状腺機能亢進症による躁状態や抑うつ状態、不安、甲状腺機能低下症による抑うつ状態などが挙げられる。

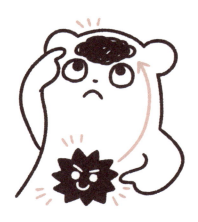

135 体が気になりすぎること

身体的問題

心気症

関連項目 ▶ 病気不安症 | 62　身体表現性障害 | 143

　客観的には病気でも何でもなく大丈夫なはずなのに、あるいは少しぐらいの異常があるだけなのに、不釣り合いで非現実的なレベルで身体的問題にとらわれること。病院を受診し検査を受け、問題がないことを告げられても納得できず、心が晴れない。

　心気症とイコールではないが、身体症状についての訴えが続くことは「身体愁訴」と、さまざまな部位・内容について一定しない訴えが続くことは「不定愁訴」と呼ばれる。

　DSM-5では、身体的な症状にとらわれることは身体症状症（身体表現性障害）、自分が病気ではないかという心配にとらわれることは病気不安症とされている。

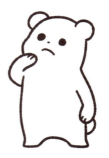

体の不調にとらわれすぎるのは不幸なことですね

136 ストレスで生じる身体的異常

心身症

　身体的不調や病気の発症、増悪/軽快などの経過に、その人の持続的な緊張状態やストレスなど、心の状態が影響しているもの。ただの思い込みではなく、実際に体の組織や内臓、機能に異常が生じているもののことである。

　よくある例として、頭痛、胃潰瘍、過敏性腸症候群、顎関節症、アトピー性皮膚炎、蕁麻疹(じんましん)、高血圧などが挙げられる。多くの体の病気には、大なり小なり心身症としての要素があるとも言える。

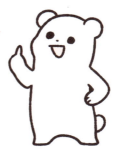

心と身体が互いに影響していることは心身相関と呼ばれています

137 入院中に急に認知症のようになるせん妄

身体的問題

★☆☆

せん妄

関連項目 ▶ 精神運動興奮 | 4　幻覚 | 172　妄想 | 173
失見当識 | 260

　身体的な病気、手術、薬の影響などで引き起こされる脳の機能不全で、注意と意識に障害が出る。具体的には、今が昼か夜かといった時間、今日が何日かといった月日、ここがどこかといった場所などが把握できない失見当識が生じる。

　数時間から数日間で発症し、急に認知症みたいになるが、認知症と異なり良くなるときにはスッキリ回復する。一日の中でも症状が変動することが多く、特に夜に悪化しがちだ。

　せん妄の中でも、「低活動型せん妄」は脳の活動が低下してボヤーっとした状態であるのに対し、「過活動型せん妄」は幻覚や妄想、焦燥、精神運動興奮を伴うこともある。医療現場でより問題になるのが後者だ。

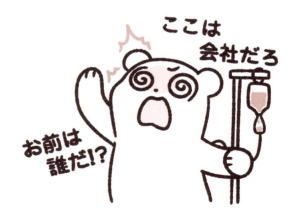

138 一時的な精神障害

身体的問題

通過症候群

★★★

関連項目 ▶ せん妄 |137 幻覚 |172

　交通事故などで頭部外傷を負い、脳に大きなダメージがあった後、一時的に出現する状態のこと。

　健忘、幻覚、気分や自発性の低下、易怒性、逸脱行為など、個人やダメージを受けた部位によって症状はさまざま。

　近い存在に「せん妄」があるが、せん妄は日単位で経過するのに対し、通過症候群は週や月の単位で続きがちだ。

　落ち込みや健忘などに薬物治療の効果は期待できないが、幻覚や興奮などは抗精神病薬などで鎮静されうる。ただし、本質的な治療は、器質的原因そのものが時間経過の中で落ち着くことにある。

　通過症候群であれば、基本的には一過性であり改善する。最終的には、良くなってから「あれは通過症候群だった」と結論づけられることになるのかも。

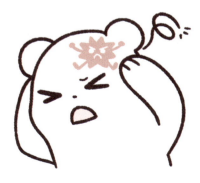

139 アカシジア

薬を飲んで足がムズムズする体験

身体的問題

★☆☆

関連項目 ▶ 双極症（双極性障害）| 10　レストレスレッグス症候群 | 151
統合失調症 | 170

　主に、足がムズムズしたりジリジリしたりし、気持ちがイライラ、ソワソワと落ち着かなくなり、じっとしていられず、貧乏揺すりをしたり、足踏みしたり、歩き出したりするもの。「静座不能」とも呼ばれる。

　似たものに、寝る前に足がムズムズする「レストレスレッグス症候群」がある。

　アカシジアは、統合失調症や双極症などで使用される抗精神病薬によって生じることがある。その場合、薬の変更、薬の量の調節、アカシジアを抑える薬の使用などで対処する。

　なお、パーキンソン症候群、ジストニア、ジスキネジア、そして、このアカシジアをまとめて「錐体外路症状」と呼ぶ。

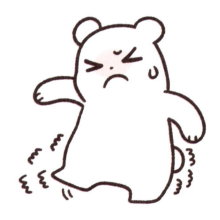

140 体が傾く人たち

身体的問題

ピサ症候群

関連項目 ▶ 統合失調症 |170

ピサの斜塔みたいに、体が横へと傾いてしまうもの。

体がずっと傾いているので、腰痛や背部痛、歩行障害が生じ、見た目も良くないことから、本人には苦痛が大きい。

多系統萎縮症やパーキンソン病といった神経変性疾患で生じることがあり、精神科の病気というより脳神経内科で扱われることが多い。

ただ、統合失調症を多量の薬で治療している中で起きることもある。ピサ症候群は精神障害そのものではないが、薬物治療中に出ることを考えれば、精神科領域と無関係ではない。

このときのピサ症候群は、体の筋肉が異常に緊張する「ジストニア」がもとであり、抗精神病薬の減量や中止を検討することになる。とはいえ、統合失調症だと薬を中止できないのが悩ましい。

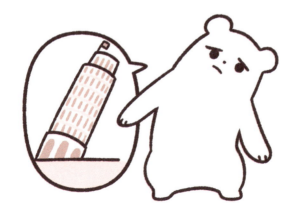

141 いつもぐったり疲れているもの

身体的問題

★★☆

慢性疲労症候群

　身体の病気ではなく、精神障害によるものでもないが、ずっと疲れた感じが続く。

　強い倦怠感で日頃の活動に支障が生じ、活動後の強い疲労感、睡眠障害や熟睡感欠如などに苦しめられ、認知機能障害または起立性調節障害が生じる。

　休み休みでないと活動できなかったり、ずっと横になっていないといられないなど、日常生活や社会生活に大きな支障が生じる。

> 強い疲れが抜けないのは
> 本当につらいことです

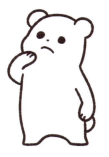

142 身体化障害

身体的問題 ★★★

体のあちこちに出る原因不明の症状

関連項目 > 身体表現性障害 | 143　幻覚 | 172

以下に挙げたような、原因不明の身体的な症状が出るもの。DSM-IVでは**身体表現性障害**のひとつとして扱われていた。

頭痛、腹痛、背中の痛み、関節痛、手足の痛み、胸痛、肛門の痛み、性交時痛、排尿時痛など、体のあちこちの痛みを4つ以上経験。

吐き気、腹部膨満感、下痢などの消化器症状を2つ以上経験。

性欲低下、勃起障害、射精障害、生理不順など、性に関わる何らかの症状を経験。

運動障害、筋力低下、嚥下困難、幻覚、麻痺、痛覚異常、視覚障害、聴覚障害、けいれん、記憶喪失などの偽神経学的症状を経験。

検査しても、診察しても、身体的な異常が見つからない。要するに原因がない体の色んな症状に苦しむのが身体化障害である。

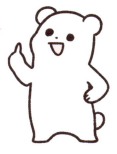

身体症状が続くと心も疲れてしまいますが、その身体症状に心の問題が影響している可能性には注意が必要です

143 身体表現性障害

色んな原因での色んな身体的問題

関連項目 › 心気症 |135 身体化障害 |142 機能性神経学的症状症 |144

　それを説明できるだけの身体的原因が見つからないのに、身体症状が続くもの。DSM-IVまで使われていた用語であり、DSM-5では「身体症状症」とされている。

　吐き気や腹部膨満感などの消化器症状、めまい、痺れ、倦怠感、痛みなど、現れる症状はさまざまだ。また、なぜその症状が出るかの原因もさまざまで、以下のようないくつもの概念がここに含まれる。

　体のあちこちに痛みなどたくさんの症状が出る「身体化障害」。

　心理的なストレスに対する反応として、話せなくなったり歩けなくなったりという身体症状が出る「機能性神経学的症状症/変換症/転換性障害」。

　身体的原因がなくても痛みが続く「慢性疼痛/疼痛性障害」。

　体のことが気になって気になってしょうがない「心気症」。

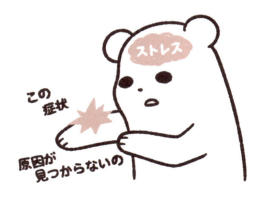

144 機能性神経学的症状症

身体的問題 ★★☆

運動や感覚として現れる精神症状

関連項目 ▶ 解離症 | 67　離人症 | 68　解離性健忘 | 69　解離性同一症 | 70

　神経疾患などの身体的疾患では説明できない運動や感覚の障害で、強いストレスを背景に生じる精神症状と解釈されているもの。「変換症」「転換性障害」とも呼ばれる。

　運動障害としては、立てない「失立」、歩けない「失歩」、話せない「失声」、てんかんのようなけいれんが生じる「偽発作(PNES)」などが見られる。

　感覚障害としては、「温度感覚喪失」「痛覚喪失」「視覚障害」などが出る。

　こうしたつらいはずの症状の出現がストレスや葛藤の回避・軽減をもたらす「疾病利得」や、「満ち足りた無関心」と呼ばれる症状に対する無頓着さが認められることもある。

　離人症や解離性健忘、解離性同一症などと一緒に、解離症（古くはヒステリーと言われた）のひとつとして「解離性運動障害」「解離性痙攣」「解離性無感覚」と呼ばれることもあった。

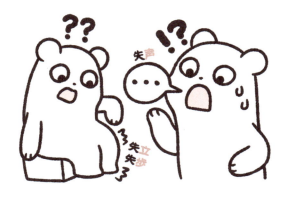

163

145 病気を作り出して周りの注目を集めたい人

身体的問題 ★★★

ミュンヒハウゼン症候群

　実際には問題がないはずの身体に、毒や菌を入れたり検査をごまかしたりして病気を捏造し、家族や医療者を振り回すことにハマる。

　病気を捏造する目的がお金や薬、休職、保険金などである「詐病」とは異なり、他者の同情を得るなどの心理的なものであることが特徴。DSM-5では「作為症」と呼ばれている。

　不思議な面白い話をすることで有名になった「ほら吹き男爵」ミュンヒハウゼンがその名の由来である。

　自分ではなく、赤ちゃんなどの他者の身体に問題を起こし、いわば虐待にいたる「代理ミュンヒハウゼン症候群（他者に負わせる作為症）」もある。

　薬で治すようなものではなく、精神療法や心理療法すなわち対話が必要だが、実際にはミュンヒハウゼン症候群だと認めてもらうことからしてなかなか困難であろう。

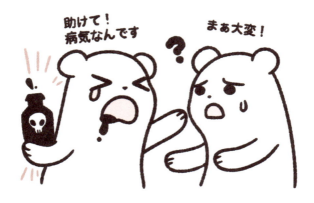

146 聴覚過敏

身体的問題

聞こえすぎ

関連項目 › 自閉スペクトラム症 | 102

　難聴とは逆に、聴覚の過敏さが問題になるもの。

　健康な人でも黒板を引っかく音などは不快に感じるが、聴覚過敏では、さまざまな音が響いたり、割れたり、エコーがかかったりして不快度合いが高くなる。

　自分の声が大きく聞こえる「自声強聴」もあるが、主に問題になるのは外の音が大きく聞こえるタイプの聴覚過敏。日常的な音がうるさく聞こえて嫌な気分になる「音声嫌忌」や、恐怖感を感じる「音声恐怖」などで苦しみがちだ。

　自閉スペクトラム症には聴覚過敏を伴うことが多く、少量の抗精神病薬で弱まることもある。不安や恐怖で生じた聴覚過敏ならば、抗うつ薬で弱まることもある。

　社会生活を送るためには耳栓も有用だが、その使用が過剰だと聴覚過敏が続きやすいことには注意が必要である。

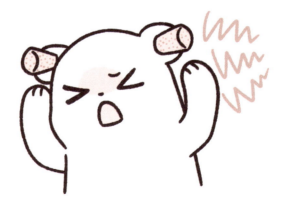

11

睡眠

147 眠ったまま溺れた状態

睡眠

睡眠時無呼吸症候群

　寝ている間に、呼吸の回数が減ったり止まったりするもの。

　イビキをかいている人が多く、「グーグーグー……プハッ！」というように、途中に呼吸ができていない時間が生じる。

　夜中に息が十分に吸えない状況は、眠ったまま溺れかけているようなもので、欧米では「オンディーヌ（水の精霊）の呪い」という呼び名もある。

　睡眠時間はしっかり確保したはずなのに、目覚めてもすっきりせず、疲れが抜けず、昼間に眠くなりがち。また、高血圧や肥満などの身体的問題を招く。

　アデノイド過形成や咽頭扁桃肥大といった喉の辺りの異常によるものもあるが、肥満が原因になる人は多い。加えて、飲酒も原因になることには要注意。

　肥満ならダイエットをすべきだし、飲酒は控えるべき。専門の外来で睡眠時無呼吸症候群と診断されたら、睡眠中の呼吸を補助する持続陽圧呼吸療法（CPAP）という器機の使用もありうる。

148 寝て起きる時間の問題

睡眠 ★★☆

概日リズム睡眠・覚醒障害

　体内時計の乱れにより、寝る時間や起きる時間に問題が生じるもの。以下のような、いくつかのパターンがある。
　夜更かしと朝寝坊が続く「睡眠・覚醒相後退障害」。
　早寝早起きすぎる「睡眠・覚醒相前進障害」。
　普通のリズムから夜更かし朝寝坊になり、それが悪化して昼夜逆転し、その後に普通のリズムに戻るということを繰り返すなど睡眠相が徐々にずれ続ける「非24時間睡眠・覚醒リズム障害」。
　特に、若い人では睡眠・覚醒相後退障害の朝寝坊で問題が起きがちだ。夜は目から光が入るスマホなどの使用を控え、朝に窓から太陽の光が十分に入るようにすることでリズムが整う。
　睡眠・覚醒相後退障害の治療としては、希望する起床時刻に近づくように毎日1時間ずつ起床時刻をずらし、その後その時間に合わせて就寝時刻もずらす時間療法も行われる。

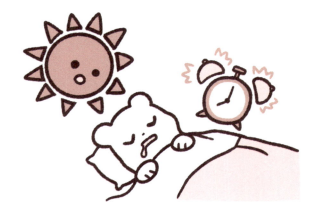

149 突然に眠り込む病気

睡眠

ナルコレプシー

関連項目 ▶ 金縛り・睡眠麻痺 |150 幻覚 |172

　覚醒を維持する物質オレキシンの欠乏が主な原因で起きる。ナルコレプシーの症状は主に4つある。

① 睡眠発作
　耐えがたい眠気に急に襲われて眠り込み、10〜20分程でスッキリ目覚めることを一日に何度も繰り返す。会議中でも食事中でも外出中でも「その状況で寝るか!?」と驚くような居眠りをする。

② 情動脱力発作/カタプレキシー
　驚いたり笑ったりするような感情変化の際に、呂律（ろれつ）が回りづらくなる、顎が落ちて口が開く、頭部が垂れる、膝の力が抜けるなど、短時間の脱力発作が生じることがある。

③ 睡眠麻痺
　いわゆる金縛りが起きる。寝るときや起きるときに体に力が入らなくなる。

④ 入眠時幻覚・出眠時幻覚
　寝るときや起きるときに幻覚が生じる。

150 夜、体が動かない？金縛り

睡眠

金縛り・睡眠麻痺

関連項目 > 幻覚　|172

　入眠時（眠ろうとしたとき）や出眠時（ふと目が覚めたとき）に体を動かせなくなるもの。16歳頃から始まることが多い。

　不安や恐怖感、胸に何か乗っている感覚、誰かの気配、視覚・聴覚・触覚の幻覚を伴いがちである。体は動かせなくても目の動きと呼吸は保たれており、数秒から数分で自然と終わり、刺激されたり体を動かそうと頑張ったりすると早く終わることもある。

　あお向けで寝ると生じやすく、身体的疲労、ストレス、生活リズムの乱れ、睡眠不足、喫煙、飲酒も要因とされる。

　繰り返すのは反復性孤発性睡眠麻痺と呼ばれる。

その怖い金縛り、オバケのせいじゃなくて脳の誤作動かも？

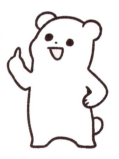

151 寝る前の足のムズムズ

睡眠

レストレスレッグス症候群

　主に、足がムズムズした感覚や、「蟻走感（ぎそう）」と呼ばれるアリが歩いているような不快感があり、足を動かさずにはいられなくなるもの。夜、寝る前に生じることが多く、寝るのに苦労しがちだ。

　寝ている間に足がピクピクッと動く「周期性四肢運動障害」を伴うことが多いのも特徴。特に原因がなくても40代以降に体質として出てくる特発性と、腎障害、パーキンソン病、鉄欠乏、妊娠などで生じる続発性がある。

　飲酒、喫煙、カフェイン摂取で悪化し、マッサージや運動で緩和する。

152 繰り返される眠りすぎ

睡眠

眠り姫症候群

　一日に16〜20時間という長時間眠ってしまう時期が、10日間から長い場合には何週間も続いてしまうことが、数ヶ月に1回、繰り返し出現するもの。「クライネ・レビン症候群」「周期性傾眠症」とも言う。

　目が覚めてもボンヤリして集中力を欠いたり、活動性が落ちたり現実感が乏しかったり寝ぼけたまま行動したりする。また、その時期には過食が出たり、逆に食べなかったりしがち。性欲が亢

進する人もいると言われる。

　睡眠不足が引き金になりやすく、普段から十分な睡眠を規則正しくとる必要がある。「眠り姫」の名が使われるが、男性のほうが多い。

153 夢遊病

睡眠

睡眠時遊行症

　眠ったまま行動する、いわゆる「夢遊病」。深いノンレム睡眠から部分的に覚醒することで生じ、睡眠の前半に多く、目を閉じたまま行動する。その間、本人には記憶がない。周囲が話しかけ揺さぶってもまともに反応できないことが多く、なだめようとすると逆に興奮しがちだ。

　子どもに多く、転落、転倒、危険物などに気をつけて見守ることが必要。ストレス、寝る前に見た刺激的なテレビ、睡眠不足などが誘発することも指摘されている。

154 睡眠中に叫び出す子供

睡眠

夜驚症

★★☆

関連項目 > 睡眠時遊行症 | 153

夜、寝ている時間帯に急に目を開けて強い恐怖感とともに叫び出すもの。「睡眠時驚愕症」とも言う。

脳全体が深いノンレム睡眠にある中、部分的に覚醒することで生じる。

一緒に寝ている家族は起こされてしまうが、本人は叫んでいても眠っており、朝にそのことを指摘されても覚えていない。

睡眠時遊行症（いわゆる夢遊病）とも近い存在である。

子どもに起きることが多く、遺伝が関係している。

何もしなくても10分ほどで落ち着くこと、刺激すると錯乱することが多く、慌てずに様子を見たい。数ヶ月から1年ほどで収まることが多いので、過度な心配はいらない。

寝る前は、スマホやゲームの使用、刺激の強いテレビ、カフェインなどを控えたほうがいいだろう。

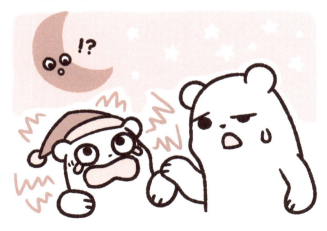

155 レム睡眠行動異常症

睡眠 ★★☆

夢を見ながら歩く人

関連項目 ▶ 睡眠時遊行症｜153　レビー小体型認知症｜252

　本来、人はレム睡眠の間、筋肉に力が入らないようにできている。レム睡眠は夢を見る睡眠であり、夢を見ながら動き出しては危険だからだ。

　しかし、その機構に異常が生じると、夢を見ながら筋肉を動かせる状態が生じてしまう。その結果、夢を見ながら動き出してしまうのがレム睡眠行動異常症である。その間、目を開けていることが多い。

　レム睡眠行動異常症があれば、歩き回って転んだり、怖い夢を見て暴力に及んだりということも起きかねない。

　また、転びそうな物を排除し、窓から落ちないようにロックするなど、安全への配慮も必要になる。

　似たものに**睡眠時遊行症**（夢遊病）があるが、睡眠時遊行症は子どもに多いのに対し、レム睡眠行動異常症は老年期に多い。レム睡眠行動異常症は、その後にパーキンソン病や**レビー小体型認知症**へと移行することがあるので注意が必要だ。

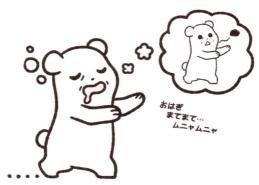

156 怖い夢に苦しむこと

睡眠

悪夢障害

　ありありとした不快な夢が反復して生じ、苦痛を感じたり日常生活に支障を来したりする障害。子どもに多いが、どの年代でも起きうる。悪夢を見て夜中に目覚めてしまい、悪夢を見るため眠るのを避けようとして、睡眠不足になりがちだ。そんな睡眠不足がまた、悪夢障害を引き起こしうることに注意が必要だ。

　悪夢を減らすには、子どもであれば親が添い寝するなど、安心できる睡眠環境が求められる。抗うつ薬が悪夢を減らすこともあるとされている。その悪夢の内容が決まったものであれば、悪夢の内容を書き出し、さらに、その悪夢のより良い「続き」を書き、それをイメージしてから眠りにつくイメージリハーサルセラピーも効果が期待できる。

悪夢も続けば障害と呼べるほどつらいものですね

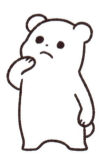

157 眠ったままの大食い

睡眠

睡眠関連摂食障害

★★★　関連項目 ▶ 睡眠時遊行症 | 153

　眠ったまま、もしくは寝ぼけた状態で、大量に飲み食いしてしまうもの。自分では食べた覚えはなく、記憶にあったとしてもぼんやりとして曖昧だ。食べる夢を見ているわけではなく、夢を見ていないノンレム睡眠が関連し、**睡眠時遊行症**（夢遊病）に近い状態と言える。朝に満腹あるいは食欲がわかないことが多く、肥満、糖尿病、高脂血症などが懸念される。また、凍ったままの冷凍食品や洗剤など変なものを食べてしまう危険性もある。抗うつ薬が効くこともあるが、睡眠不足の解消、生活リズムの改善が必要である。

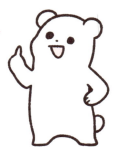

眠っている間は起きているとき以上に制御がきかない感じが大変ですね

12

性

158 性嗜好の異常

パラフィリア

関連項目 > フェティシズム |159 ペドフィリア |161

性嗜好は、何を性的対象とするかのことで、パラフィリアはその性嗜好が一般的ではないもの。性嗜好に苦しむ人、問題がある人はパラフィリア性障害として精神科医療の対象になりえる。覗きや盗撮をする「窃視症」、性器を他者に見せつける「露出症」、痴漢行為に及ぶ「窃触症」、異性の服装をして性的に興奮する「異性装症」、苦痛を与え／与えられて性的に興奮する「性的サディズム症／性的マゾヒズム症」、強姦に性的な興奮を覚える「パラフィリア性強制障害」、小児を性的対象とする「ペドフィリア（小児性愛障害）」、性的でない体の部位や物品に興奮する「フェティシズム」などがある。

パラフィリアは、古くは「生殖に繋がらない行為」を指したが、最近は他者に害を及ぼす要素を含む概念となっている。

159 性的ではない物への性的興奮

フェティシズム

いわゆる「フェチ」のこと。性的倒錯のひとつであり、下着や靴などの「物」に対して性的な興奮を覚えるのが中核的な概念だ。ゴム、革、布などの素材に興奮する人もいる。

広義には、脚／足や毛髪など本来は性的ではない身体の部位に

興奮する「部分性愛」も含まれ、その対象に関する物を収集する人も多い。それ自体は精神障害ではないが、そのことに思い悩んだり、不適切な場所での自慰行為、下着泥棒などの問題が生じれば精神医学で扱われうる。ただし、薬で治すものではなく、その対処に詳しい医療者は非常にまれである。

160 性　女装や男装に悩む異性装障害

服装倒錯

　男性が女性の服装、女性が男性の服装を着るもの。男性であれば、自宅で密かに女性の下着を着用する程度の人もいれば、ブラジャー、ストッキング、スカート、ウィッグ、ハイヒールなどを身に着け化粧して外出する人もいる。

　服装倒錯には、反対の性別の服装をすることに性的興奮を覚える人と、身体的な性別と自認する性別が異なる性別違和の人が含まれる。「服装倒錯フェティシズム」といったら前者であり、そのまま自慰に及ぶ人も多いという。

　そのことで苦悩や困難を抱えるものを「異性装障害」と言う。

　男性の場合、女装の衣服を買っては、その所持や行為に苦悩して捨てる、獲得と排除を繰り返す行動様式が見られることがある。

161 ペドフィリア

小児性愛障害

性

関連項目 ▶ ズーフィリア |162 ネクロフィリア |163

　子どもに対して性的な欲求や興奮を感じる性嗜好異常のひとつ。それで苦痛や問題が生じれば「小児性愛障害」と扱われる。実際に、家庭内での性暴力や、他人の子どもへの性加害、自身の逮捕などに及びうる。

　性的な対象が成人だったのが子どもに移ったり拡大したりしたのは「二次性小児性愛」、最初から性的な対象が子どもだけなのは「真性小児性愛」と呼ばれる。

　その素質がある人が、児童ポルノなどが引き金になって強い欲求に支配されるようになり、性加害に及んでは児童に悪影響を及ぼし、逮捕されるなど表面化して人生に大きな傷を負う経過は悲惨なもの。欲求の治療はできず、加害行動の回避こそが重要。児童への性的興奮を自覚する人は、児童に関わる仕事から離れ、児童や自分を守るべきだ。

　このペドフィリア、そして、ズーフィリア、ネクロフィリアの3つについても、性的興奮の対象が一般的でないものとしてセクシャルマイノリティの中に含め、その存在は社会に受け入れられるべきだとする主張もある。しかし、この主張に対して、これら3つが一般的な価値観では受け入れられないタブーであり、LGBTと一緒に扱われるべきではないとする批判もあり、社会における扱いについてはまだまだ議論がある。

162

性

獣姦に及びうる動物性愛

ズーフィリア

　動物に対して性的な欲求、興奮を抱くのが「動物性愛」。男性にも女性にもおり、その対象は犬などのペットのこともあれば、羊やロバ、馬など家畜のこともある。実際に動物との性行為に及ぶ「獣姦」は、動物愛護の観点から動物虐待にあたるとする指摘もある。一方で、動物に性的魅力を感じるだけ、あるいは、獣姦を空想するだけにとどまる非暴力的な動物性愛者もいる。

163

性

死体に対する性的興奮

ネクロフィリア

　死体に性的興奮を感じるもので、死体と性行為に及べば「屍姦（しかん）」である。魚、蛙、鳥、虫などでの死体に対する性的行動とは異なり、人のネクロフィリアは相手の死を明確に意識している点に異常性がある。無抵抗で拒絶されない性的な相手を求めた結果だったり、死体だからこその興奮を感じたり、相手を死にいたらしめる過程から興奮していたり、そこにいたる過程はさまざまである。
　殺人に及ぶ者、死体があれば屍姦に及ぶ者、屍姦を空想するだけの者と程度はまちまちである。死体にしか性的関心が向かない「真性ネクロフィリア」と、死体への性的関心は一時的で普段の性的関心の対象は死体ではない「偽性ネクロフィリア」がある。

13

摂食障害

164 神経性やせ症

摂食障害

★☆☆

食事を食べられずにやせ細る人

関連項目 ▶ 身体像障害、ボディイメージの障害 | 165

「拒食症」とも言われる摂食障害の代表格である。

痩せることを求め続ける「痩せ願望」、体重増加を過剰に恐れる「肥満恐怖」、実際には痩せていてもそれを認識できず太っているとすら思う「身体像障害」などの精神症状で、食事を十分摂らず極端に痩せる。

その結果、月経は止まり、肝臓や腎臓など多数の臓器に障害が生じる。やがて筋力が低下し、身動きが取れなくなり、餓死する人もいる。

ある程度痩せれば満足する一般的なダイエットと違い、痩せれば痩せるほど痩せから抜け出せなくなる点に異常さがある。

「神経性無食欲症」「神経性食思不振症」と呼ばれることもあるが、食欲がないわけではなく、むしろ食事への関心は強いことが多い。

実際、ときおり衝動に襲われ過食する人もいる。

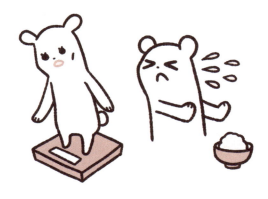

165 摂食障害

★☆☆

痩せているのに太って感じる神経性やせ症

身体像障害、ボディイメージの障害

関連項目 > 神経性やせ症|164

　身体像とは、自分の身体についての認識のこと。身体像障害は、**神経性やせ症**の人が、自分の体重や体型について歪んで認識することだ。

　ひどく痩せているのに、そこまで痩せがひどいとは認識できなかったり、全身が痩せているのに、太ももや二の腕など体の一部について「でも、ここは太っている」などと気にし続けたりする。場合によっては痩せすぎているのに「自分は太ってる」と思い込む。

　痩せすぎて身動きが取れずベッドに横たわっていながら、「自分でもおかしいのだけど、私のことをお相撲さんみたいに思えてしまう」などと言うケースもある。他者の体型の把握については問題がないのに、自分の体型については適切に把握できなくなっているのだ。

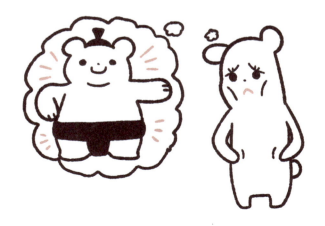

166 大量に食べちゃう過食

摂食障害

過食症

関連項目 ▶ 神経性やせ症|164

過食、すなわち大量の食事を食べてしまうもの。

DSM-5-TRでは、過食しては体重増加を恐れ嘔吐(おうと)などの排出行動に及ぶ「神経性過食症」、排出行動を伴わない過食を繰り返す「むちゃ食い症」の2つが扱われている。食べずに痩せすぎてしまっている「神経性やせ症」でも過食を伴うことは多い。

食事への渇望が高まり、望ましい行動を自ら決定する機能が弱まり、惰性や習慣で衝動的な行動に及ぶことで起きやすい。

典型例としては、無我夢中でお腹が苦しくなるまですごいスピードで食べ続け、食べ終わってから我に返り過食したことに落ち込み、それを恥じて隠そうとする。

抗うつ薬で過食の回数が減ることはあっても効果は限られる。生活リズムを整えた上で、依存症の治療にも似た取り組みが必要となる。

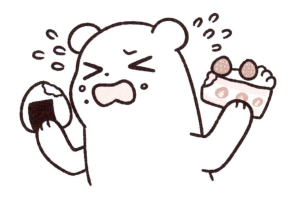

167 摂食障害 — 非食物を食べちゃうこと

異食症

関連項目 → トリコチロマニア｜96　ラプンツェル症候群｜97
知的発達症｜120　氷食症｜169　統合失調症｜170
妄想｜173

　食べ物ではない物を食べてしまうもの。

　子ども、知的発達症、認知症の人がよくわからず口にするケースもあれば、統合失調症などの妄想に従って口にしてしまうこともあり、その理由はさまざまだ。

　針金、ゴム手袋、ビニール、ティッシュペーパー、コイン、磁石、電池、タバコ、排泄物など、いろいろな物を口にする。

　土や粘土を食べる「土食症」、洗濯のりやコーンスターチを食べる「デンプン食症」、トリコチロマニア（抜毛症）の人が自分の頭髪を抜いて食べる「トリコファジア（食毛症）」、鉄欠乏の人が氷を食べる「氷食症」といったものもある。有毒物質なら中毒を、不潔なものなら感染症を引き起こす。腸に物が詰まる腸閉塞で、手術が必要になることもある。

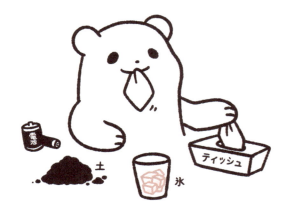

168

摂食障害

★ ★ ★

健康的な食事への過度なこだわり

神経性オルトレキシア

　食事の品質、純度、栄養素を過剰に気にし、健康的と考える食事に執着してしまうもの。

　防腐剤、着色添加物、香料、残留農薬、加工食品、脂肪、砂糖、塩など気にした物質について、一般的には許容される量でも過度に恐れて避ける。その食品をどう手に入れ、どう調理し、どんな栄養が含まれているかにこだわるため、その過程で過剰な労力やお金を費やし生活に負担をかけかねない。

　健康を追い求めるがあまりに偏った食事が続くことも多く、結果的に栄養不足がもたらされることも悩ましいところだ。「摂食障害」の一種ではあるが、DSM-5で扱われるような一般的に認知された精神障害ではなく、近年、専門家の間で研究されている。

169 氷をボリボリ食べる人

摂食障害

氷食症

★★☆

関連項目 ▶ 異食症　|167

　氷をボリボリたくさん食べてしまうもので、異食症のひとつ。氷に限らずアイスクリームなどの冷たい物を食する人もいるが、そのときも甘さよりも冷たさを求めて食べている。氷を嚙み続けることで、歯が折れたり摩耗したり、顎関節症になりえるもの。

　鉄欠乏性貧血でよく生じ、貧血じゃなくても鉄不足だけでも生じやすい。鉄不足で口の中が熱く感じる人もいて、その灼熱感で氷を口にすることもある。鉄不足で摂食中枢、体温調節中枢、味覚中枢の異常がある可能性、口腔粘膜や味蕾（食べ物の味を感じる器官）の異常がある可能性が指摘されている。月経、妊娠、授乳、胃や小腸の異常による鉄の吸収障害、そもそも食事からの鉄の摂取不足などが原因になりうる。治療は鉄を薬やサプリ、食事で摂取し、原因に対処する。

14

統合失調症

170 統合失調症

幻聴や妄想が出る病気

★☆☆

関連項目 ▷ 陽性症状と陰性症状 | 171　幻覚 | 172
妄想 | 173　連合弛緩 | 174
カタトニア（緊張病）| 175　感情鈍麻 | 181

精神疾患の代表格。

誰もいないのに人の声が聞こえる幻聴を主とした「幻覚」と、事実とは異なる物事を確信する訂正不能な「妄想」が2大症状。

ほかにもイキイキとした感情を失う「感情鈍麻」や豊かな考えがわかない思考の貧困化などの「陰性症状」、思考や話すことがまとまらなくなる「連合弛緩」、喋れなくなったり固まったりする「カタトニア」が生じることがある。脳の中脳辺縁系でドパミンが過剰になることが幻覚や妄想の原因とされる。一時的なものではなく、発症したら慢性に経過し、抗精神病薬というドパミンを遮断する薬で改善する。薬をやめると確実に再発し、再発を繰り返すごとに病状が悪化するので、薬物治療の継続が何より重要である。

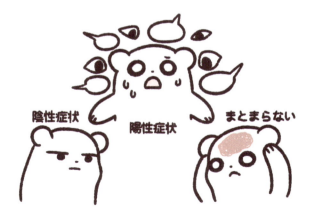

171 統合失調症の2つの症状

陽性症状と陰性症状

関連項目 ▶ 統合失調症 |170 幻覚 |172 妄想 |173
感情鈍麻 |181

統合失調症にはさまざまな症状が生じるが、それらは主に陽性症状と陰性症状に分類される。

陽性症状には、幻覚や妄想が含まれる。健康ならないはずのものが出てくる印象があるもの。これは、脳の中脳辺縁系のドパミンが過剰になって生じると考えられ、薬でそのドパミンを遮断することで治療される。

陰性症状には感情鈍麻、無気力、社会性の喪失などが含まれる。健康ならあるはずのものが失われる印象があるもので、症状としては地味だが、社会的な機能に影響を与える。こちらは、薬による改善はあまり期待できず、デイケアなどでの社会的なリハビリテーションが重要となる。

さらに最近では、3つ目の分類として、注意記憶障害、実行機能障害などの認知機能障害が挙げられている。

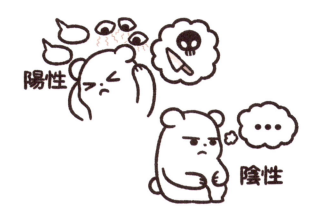

172 ない物が見えたり聞こえたり

統合失調症

★☆☆

幻覚

関連項目 ▶ せん妄 |137　ナルコレプシー|149　統合失調症 |170
　　　　　 妄想 |173　レビー小体型認知症|252

　対象がない知覚。すなわち、何もないのに見える、何も音がしてないのに聞こえる、の類が幻覚。

　5つの感覚モダリティ（視覚、聴覚、触覚、味覚、嗅覚）それぞれについて、幻視、幻聴、幻触、幻味、幻嗅が存在する。

　さらに、体で何かを感じる体感幻覚というものもある。

　統合失調症では、妄想が生じることがあるが、幻聴も聞こえることが非常によくある。

　レビー小体型の認知症では、幻覚が多く、ありありとした幻視が見えることがある。

　突然に眠り込むナルコレプシーは、眠りにつく際に幻覚を伴うことが多い。

　身体的な病気による意識障害「せん妄」でも幻覚が起きるなど、幻覚が生じる病気はいろいろある。

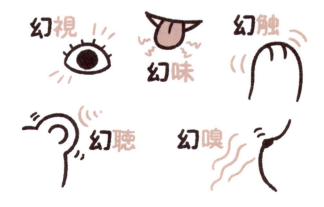

173 妄想

統合失調症 ★☆☆

事実とは異なる誤った確信

関連項目 > 統合失調症 |170 関係妄想 |184 注察妄想 |185
被害妄想 |186

事実とは異なる誤った確信のこと。

周囲からジロジロ見られていると思う「注察妄想」、周りの物事が自分に関係していると思う「関係妄想」、誰かに危害を加えられていると思う「被害妄想」など内容はいろいろだ。

なお、「空を飛べたら」などと、実際にはないことを思い浮かべるのは「空想」であり妄想とは異なる。空想は自ら「する」もので、妄想は望まず「おちいる」ものである。

事実とは異なる誤った内容でも、確信にまではいたらず、実際には違うと知りつつそう思えてしまうレベルのものは「念慮」と呼ばれる。

統合失調症で生じることが多いもの。ほかにも、重度の気分障害、認知症などさまざまな原因が考えられる。妄想は周りの説得でどうにかなるものではない。

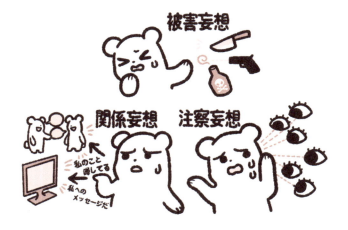

174 統合失調症で考えがまとまらなくなる思考

連合弛緩

統合失調症

関連項目 ▶ 統合失調症 |170 陽性症状と陰性症状|171

　統合失調症の症状のひとつ。思考過程において、ひとつの思考と次の思考の意味関連（意味のある繋がり）が薄れ、思考を目的に向かわせる力、そして思考や思考に基づく言葉のまとまりが損なわれて、関連性のない語句や文が連なるもの。それが強くなると「支離滅裂」と言われる。

　連合弛緩があると、質問に答えようとあれこれ語っているうちに的外れなことを話してしまったり、聞く側にとって意味がわからない話になってしまったりする。たとえば、「赤い雲が泳ぐ海の蛇口から、時計の針が鼻歌を歌うウサギの耳のどっちですか？」というような具合である。この状態は「考えがまとまらない」とされる。

　統合失調症の人が幻覚や妄想に影響されて変なことをするのは思考内容の問題で、思考形式の問題である連合弛緩とは別物であり、「まとまらない」とは言わない。

　連合弛緩は統合失調症の**陽性症状**のひとつに挙げられることもあるが、実際には別の問題とされる。

175 カタトニア（緊張病）

統合失調症 ★☆☆

いろいろ生じる独特な症状

関連項目 ▶ 精神運動興奮 | 4　エコラリア | 107　統合失調症 | 170

「緊張病」と呼ばれるが、人前で緊張するわけではない。以下のような特徴的な症状がいろいろ生じている状態のこと。

　無言・無動になる「昏迷（こんめい）」。
　与えられた姿勢のまましばらくいる「カタレプシー」。
　腕や足を誰かが曲げ伸ばししようとすると力が入る「蠟屈症（ろうくつ）」。
　ずっと無口になってしまう「無言症」。
　何かをさせられると理由なく拒む反応が出る「拒絶症」。
　じっと同じ姿勢をとる「姿勢保持」。
　動作が奇妙でおおげさでわざとらしくなる「衒奇症（げんき）」。
　同じ行動をただただ繰り返す「常同症」。
　刺激によらない「精神運動興奮」。
　なんだかずっと顔をしかめている「しかめ面」。
　聞いた言葉をそのまま返す「エコラリア（反響言語）」。
　相手の動作を模倣する「反響動作」。

以前は統合失調症の亜型と扱われていたが、気分障害などの精神疾患や、代謝疾患、内分泌疾患、自己免疫疾患、脳炎などで生じる症状である。

176 妄想気分

統合失調症 ★☆☆

何か悪いことが起きそうな予感

関連項目 > 統合失調症 |170 世界没落体験 |193

　特にきっかけもなく「いつもと何か違う感じがする」「周りがなんだかざわついている」などと、これから悪いことでも起きるような、周りで何かが起きているような漠然とした不気味さや違和感を抱く不安緊迫感のこと。

　妄想ではありながら、その内容は漠然としており、具体的なきっかけもなく生じるもので、発生機序を心理的背景から解釈できない一次妄想のひとつとされる。

　主に統合失調症が考えられる症状で、妄想気分が極度に達すると「世界没落体験」となる。

> 何か起きそうな悪い予感も強すぎるようなら病気かもしれません

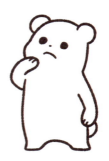

177 シュナイダーの一級症状

統合失調症らしい症状

統合失調症 ★☆☆

関連項目 ▶ 統合失調症 |170　妄想知覚 |182　思考伝播 |188
思考化声 |189　思考吹入 |190　思考奪取 |191
作為体験 |192

統合失調症をより強く考える症状のこと。

自分の考えが幻聴として聞こえる「思考化声/考想化声」。

話しかける幻聴とそれに応答する幻聴の「対話性の幻聴」。

自分の行為に口出しする「批評性幻聴」。

身体が操られると感じたり、身体に何か影響を与えられると感じたりする「身体的被影響体験」。

考えが抜き取られると感じたり、考えが操られると感じたりする「思考奪取」や「思考干渉」。

自分の考えが他者に伝わると思う「思考伝播」。

見たもの聞いたものに異常な意味づけをする「妄想知覚」。

感情・意欲・意思が操られると感じる「被影響体験」。

これらの症状は、統合失調症の人なら必ず経験するというものではない。ただ、あれば統合失調症の可能性をより強く考える、統合失調症らしい症状がシュナイダーの一級症状というもの。

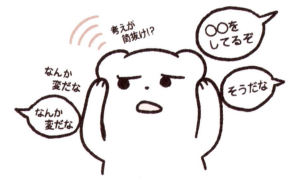

178 初めての統合失調症の概念

統合失調症

ブロイラーの4つのA

関連項目 ▶ 統合失調症 |170 妄想 |173 連合弛緩 |174
　　　　　　感情鈍麻 |181 アンビバレンス|287

　初めて統合失調症の概念を提唱したスイスの精神科医ブロイラーが、統合失調症の基本的な症状を4つ挙げたもの。

　連合弛緩（Loosening of Association）：思考と思考の繋がりが緩くなり、考えがまとまらなくなるもの。

　感情障害（disturbances of Affect）：感情鈍麻や感情的な敏感さ。

　自閉（Autism）：周囲との関わりを断ち自分だけの世界に閉じこもるもの。

　両価性（アンビバレンス/Ambivalence）：ひとつの対象に相反した内容の感情・知的・意思における精神活動が生じるもの。

　ブロイラーは、統合失調症とはこの4つのAを基本とし、特に連合弛緩や自閉を重視し、そこに副次症状として幻聴や妄想が出るものと考えていた。

統合失調症の症状の幅広さが理解できる概念です

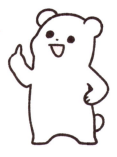

179 病気だと認めない統合失調症

統合失調症

病識欠如

関連項目 ▶ 統合失調症 |170 妄想 |173

　病識とは自分の病気を認識すること。それを欠く病識欠如は、特に**統合失調症**でよく問題となり、治療の開始や継続を妨げ、病気の再発を招く。

　病識欠如には複数の要素が含まれ、幻聴などの自分の症状を異常と認めない人も、症状があっても自らが病者、障害者であることを否定する人も、病気だとしても治療は不要と治療を拒み続ける人もいる。

　それらは、「おかしいのは周囲であって自分は正常」と**妄想**に影響された病識欠如もあれば、自分についての否定的な物事を心理的に否認したくなる心理による病識欠如もある。そして、統合失調症では、思考の柔軟さに関わる脳の前頭葉の機能異常がある人も多く、健康だと認識していた自分について障害者だと認識しなおすことができずに生じる病識欠如もある。

180 4つの自我意識の障害

統合失調症

自我障害

関連項目 ▶ 離人症 | 68　解離性健忘 | 69　解離性同一症 | 70
　　　　　 思考伝播 | 188　思考吹入 | 190　作為体験 | 192

　精神障害によって自我意識が障害されるもの。
　ドイツの精神科医ヤスパースは自我意識に「単一性」「同一性」「能動性」「限界性」の4つを挙げている。
　単一性が障害されれば、同時に2つの自我の存在が体験される「ドッペルゲンガー」を経験するかもしれない。
　過去・現在で同一の自我が続くと感じるのが普通だが、同一性が障害されれば複数の人格が生じる「解離性同一症」や、記憶が途中で途切れる「解離性健忘」が生じる。
　自分の思考や行動に対して「自分が〇〇している」と感じる能動性が障害されると、自分の行動に現実感がわかなくなる「離人症」や他者に操られていると感じる「作為体験」が生じる可能性がある。
　他者や外界との間に境界があると感じる限界性の意識が障害されれば、自分の考えが人に伝わっていると感じる「思考伝播」や他者に思考を吹き込まれると感じる「思考吹入」などが起きうる。

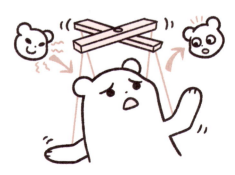

181 統合失調症で生じる感情表出の低下

統合失調症

感情鈍麻

関連項目 ▶ 統合失調症 |170 陽性症状と陰性症状|171

統合失調症は幻覚や妄想がよく問題となるが、陰性症状も生じることがあり、陰性症状のひとつに感情鈍麻が挙げられる。

状況に合わせた喜怒哀楽の表出が低下するもののことで、それは表情、声の抑揚、身振り、行動などに現れる。軽度なら「感情の減退」、強いものは「感情の平板化」と呼ばれる。

内的な感情そのものの低下と思われがちだが、実は内的な感情は保たれ、あくまで表出が低下した結果と考えられている。女性よりも男性で生じやすいもの。

感情表出機能の低下は、その個人の幸福度を下げるだけでなく、コミュニケーションにも困難をもたらす。

基本的に陰性症状は、薬物治療の効果が期待できるものではなく、デイケアなどの社会的なリハビリテーションが必要となる。

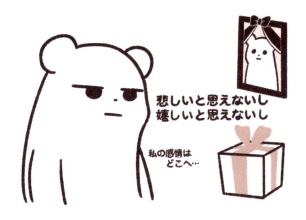

182 見たもの聞いたものからの妄想

統合失調症

妄想知覚

関連項目 › 統合失調症 |170 妄想 |173
シュナイダーの一級症状 |177

　知覚した物事、すなわち見たもの、聞いたものに、異常な意味づけをして妄想にいたること。

　どんな「内容」の妄想を抱くかではなく、どんなふうにその妄想にいたるかという「形式」についての概念である。

　たとえば、大金を所持しているときにナイフを持ってこちらを見る人がいたら「自分は狙われているかも」と思うのは了解可能である。

　しかし、重要人物でも金持ちでもない人が、ただジュースを飲む人に対し「あの人に狙われている」と思うのは了解不能だ。

　このように、偶然の物事を自分に関連付ける内容が基本にあるものの、なぜそんな妄想にいたったかを了解できない、統合失調症らしい一次妄想のひとつが妄想知覚である。

　ドイツの精神医学者シュナイダーは、「○○を知覚する」ということ自体は正常でありながら、そこに「○○と解釈する」という異常さが加わるとし、その正常さと異常さが合わさった「二分節性」を指摘している。

183

統合失調症

★☆☆

ふと思いつく妄想

妄想着想

関連項目 › 妄想 |173〉 妄想知覚 |182〉

　何の根拠もなく、突然に妄想、すなわち事実とは異なる誤った確信にいたるもの。

　どんな「内容」の妄想を抱くかではなく、どんなふうにその妄想にいたるかという「形式」についての概念である。

「今、気づいた！　私こそ神だ！」

「わかったぞ。隠されてきた私の真の力に！」

「ピンときたぞ……私は狙われている！」

　このようなことを唐突に思うなど、その内容はさまざま。

　知覚に基づく「妄想知覚」と、突然思いつく「妄想着想」を比較したとき、ドイツの精神医学者シュナイダーによれば、妄想知覚の二分節性に対し、妄想着想にはただ思いつくという「一分節性」しかない。

「ただ〇〇と思いついた」しかないのが妄想着想の特徴であり、なぜそんな妄想にいたったかを了解できない一次妄想のひとつである。

184 物事が自分に関連していると思う妄想

統合失調症

関係妄想

関連項目 › 統合失調症 |170 妄想 |173 被害妄想 |186

　自分には関係のない日常的な出来事や人の言動を、自分に関連付け、結び付ける妄想。

　たとえば、遠くで人が話すのを見て自分について話していると思い込んだり、笑った人を見て自分が笑われたと思い込んだり、YouTubeの動画を見て暗に自分個人に向けられた情報だと思い込んだりする。

　違うと思いつつ気にするのは「関係念慮」であり、関係妄想では「確信」している。

　統合失調症で生じやすく、しばしば「被害妄想」と合わさる。

185 見られていると思う妄想

統合失調症

注察妄想

関連項目 › 統合失調症 |170 妄想 |173 関係妄想 |184 被害妄想 |186

　周囲から、注目、観察、監視されていると思い込むもの。

　「町でも家の中でも誰かが私を見ている」と思ったり、「外出すると周りの人からジロジロと変な目で見られる」と思ったり、「誰かに監視されている。見張られている」と思ったりする。

　違うと思いつつ見られている気になるのは「注察念慮」と呼ばれ、注察妄想では見られていると「確信」している。

　注察妄想は統合失調症で生じやすい。

周囲の物事や人と自分のことを関係づける「関係妄想」や、周りに害を及ぼされる「被害妄想」とも関連が強いもの。

似たものに「被注察感」があり、どこからか人に見られている感覚のことを指す。

186 狙われていると思いがちな妄想

統合失調症

被害妄想

関連項目 > 統合失調症 |170　妄想 |173　関係妄想 |184
注察妄想 |185

実際には何もされていないのに、危害を加えられている、狙われていると思い込んだりするもの。

具体例としては、「電波を当てられて体がチリチリする」「家の前の道を通るバイクが爆音を立てて私に嫌がらせをする」「外出するとこちらを見ている人がいて私を狙っている」「遠くから私を見て笑っている人がいる」などと思い込むなど。

「自分を見て狙っている」は注察妄想でもあり、「私を見て笑っている人」は関係妄想でもあり、被害妄想は注察妄想や関係妄想と関連することが多い。統合失調症でよく見られる。

「そんな気になる」は念慮であり、確信していて訂正不能なのが妄想。実際に被害に遭ってなくても、つらい思いをするのが被害妄想である。

187 被毒妄想

統合失調症

★★☆

毒を盛られたと思う妄想

関連項目 ▶ 統合失調症 |170 妄想 |173 被害妄想 |186

被害妄想のひとつで、自分が毒で攻撃されると思い込むもの。

毒を注射された、食事に毒を盛られた、薬が毒にすり替えられた、薬に毒が混ざっている、毒ガスが散布されたなど、毒についての確信の内容はさまざま。素材としてはいわゆる毒物が多いが、広義では菌やウイルス、窒息しかねない物体などもありえる。

「毒が入っている」という幻聴が聞こえて確信する人、幻嗅（実際にはない臭いを感じる幻覚）で感じた臭いで確信する人、実際の味や臭いで確信する人、体の違和感から確信する人、人の行動を見て確信する人など、妄想にいたる過程もさまざまである。

主に統合失調症で生じ、その妄想に左右され、必要な薬を飲まなかったり、自分に毒を盛ったと思う相手を攻撃したり、飲食物を避け続けたりして問題になりがちだ。

実際に被害を受けてなくても、被害に遭っていると思うことはつらいものです

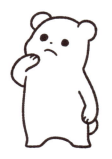

188 自分の考えが人に伝わると思う妄想

統合失調症

思考伝播

関連項目 › 統合失調症 |170　シュナイダーの一級症状 |177

　自分の考えが周りの人に筒抜けになり、知られてしまっていると思い込むもの。「考想伝播」「筒抜け体験」とも呼ばれる。

　誰もが、人生の中で一度は、自分の思考が本当は人に伝わっているのではないかと疑ったことがあるのではないだろうか。しかし、思考伝播はそんな疑うレベルではなく、伝わっていると「確信」するもの。

　直感的に「伝わっている！」と確信することもあれば、考えていたことについて幻聴が聴こえて確信することもあれば、「あの人がイチゴのことを話し始めたのは、私がイチゴを食べたいと思っているのを読み取ったからだ」などと周囲の発信や物事を自分の思考に結びつけて確信することもある。主に統合失調症で見られる。

189 自分の考えが聞こえる幻聴

統合失調症

思考化声

関連項目 › シュナイダーの一級症状 |177

　統合失調症では幻聴が生じるが、「思考化声」は、自分の考えていることが声になって聞こえてくる幻聴。「考想化声」「考想反響」とも言う。

　その声は頭の中で聞こえることもあれば、外から聞こえること

もある。健康な人でも頭の中の考え（内言語）を音読するように頭の中で意識することはあるだろうが、思考化声はそれとは違う。

思考そのものについては「自分の思考だ」という自己所属性があるが、声の主は自分ではなく他者だと感じ、その声を制御できない。よくある症状ではないものの、統合失調症らしい症状「シュナイダーの一級症状」に挙げられている症状のひとつである。

なお、思考が幻視、視覚として見える「思考化視」というものもある。

190 誰かの考えが頭に入ってくる体験

統合失調症

思考吹入（すいにゅう）

★☆☆

関連項目 ▶ シュナイダーの一級症状 | 177 自我障害 | 180
思考奪取 | 191 作為体験 | 192

「誰かの考えを自分の頭の中に入れられる」といったように、他者の考えが自分の中に侵入してきて自分の考えになってしまうと感じる体験。自分の中にわき起こったはずの思考についての自己所属感が欠けた体験であり、自分と他者の境界が曖昧に感じられる体験でもあることから、「自我障害」のひとつと言える。自分の考えが操作されたように感じたり、他者が考えることを自分も考えなければいけなくなると感じたりもする。

統合失調症らしい症状「シュナイダーの一級症状」にある精神的な作為体験のひとつでもある。

思考を抜き取られると感じる「思考奪取」とは逆の体験である。

191 思考奪取

統合失調症

考えが抜き取られると思うこと

関連項目 › 統合失調症 |170 妄想 |173
シュナイダーの一級症状 |177 自我障害 |180
思考伝播 |188 思考吹入 |190

　自分の考えが他者によって抜き取られたと感じる体験のこと。「考想奪取」とも言う。思考が他者に伝わると思える「思考伝播」とは異なり、考えていたはずのことが自分の頭から消えてしまうように思える。

　統合失調症では考えがプツリと止まる「思考途絶」が生じることがあり、そのときに「何か考えていたはずなんだけど……これは考えを抜き取られたな」という妄想にいたる人もいる。自分と他者の境界を曖昧に感じる自我障害のひとつと言える。統合失調症らしい症状「シュナイダーの一級症状」のひとつに挙げられている。他者の思考を頭に入れられると感じる「思考吹入」と逆の体験である。

192 作為体験

統合失調症

操られると思う妄想

関連項目 › シュナイダーの一級症状 |177

　自分の行動や思考などが、自分以外の誰かに操られている、妨害されているなどと思うもの。「させられ体験」とも呼ばれる。
　うまい言葉にのせられたり、その場の雰囲気に流されたりというものでもなければ、幻聴に言われて何かをするものでもない。

「自分が誰かに電波で操られている」とか「神の意志により操られている」などといった、妄想的なもののことである。

自分の行動や考えについては、「自分がしている」という能動性を有しているのが普通だが、そんな自我の能動性が揺るがされることにより、他者にさせられたと思うものである。

統合失調症らしい症状「シュナイダーの一級症状」のひとつに挙げられている。

193 世界没落体験

統合失調症 ★★★

世界の破滅を恐れる妄想

関連項目 > 統合失調症 |170 妄想 |173 妄想気分 |176

妄想のひとつ。周囲のさまざまなものが不気味で何か意味ありげに感じられ、その不安・恐怖が強まり、やがては恐ろしい災いが切迫し、大災害がやってきて世界が破滅するという、ものすごく強い想像を絶する不安・恐怖、絶望感を伴う妄想。

統合失調症、妄想性うつ病、てんかん精神病などで生じうる。

ただならぬことが起きそうに思える「妄想気分」の強まったものとも解釈できる。

194 クレランボー症候群（恋愛妄想）

統合失調症

あのアイドルと恋愛関係

関連項目 > 妄想症 |211

「被愛妄想」「恋愛妄想」「エロトマニア」とも呼ばれる。DSM-5-TRでは、妄想症の被愛型に分類される。

地位ある人や著名人と恋愛関係にある

地位ある人や著名人が自分を愛している

という、実際と異なる確信を持つもの。次のような「3つの段階」を経るとされる。

あの人と自分はいつか結ばれるという「希望の段階」から始まる。その後、「あの人があなたを愛しているわけがない」と周囲に否定されるだけでなく、相手と接することすらできず、場合によっては相手に愛情を否定されることもあり、悔しく思う「遺恨の段階」にいたる。

さらに、苛立ち、自分を阻むものや愛情の対象だったはずの相手への報復を望む「憎悪の段階」になりうる。芸能人のトラブルの背景に、このクレランボー症候群があるかもしれない。

> 愛情への執着が妄想ともなると大変なことになるものです

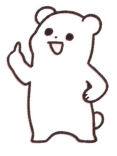

195

統合失調症

憑依妄想

悪魔やキツネに憑かれる体験

関連項目 ▶ 統合失調症 |170 妄想 |173 作為体験 |192

　何者かに憑依されていると思い込むもの。対象はいろいろで、神や仏、鬼、悪魔、精霊、幽霊、生霊、狐、狸、犬、猫、蛇、龍といったものもあり、憑依するものによっては「悪魔憑き」「獣憑き」「狐憑き」などと呼ばれる。

　憑依されていると思う理由はさまざまで、身の周りの物事を憑きものに関連づける妄想、声が聞こえる幻聴、その姿を見る幻視、見ても聞こえてもいないのに存在を確信する実体意識性、憑きものに自分の意思ではない言動をとらされるとする憑依状態、作為体験などが考えられる。

　原因としては統合失調症が主に考えられるが、暗示による「解離」もありえる。加持祈禱が引き金で妄想状態が生じることは「祈禱性精神病」と呼ばれ、憑依妄想を伴いやすい。

196

統合失調症

復権妄想

自分は被害者だと怒り続ける人

関連項目 ▶ 統合失調症 |170 幻覚 |172 妄想症 |211

　自分が不当な扱いを受けた、何らかの被害を受けたという考えに支配され続け、誰かに保証を求め続けるもの。被害から逃げるより、受けたとする被害に対して怒り、闘おうとし続けるのが特徴である。

実際にあった隣人とのトラブルや仕事上の問題、何らかの損害を受けた体験が引き金となって生じることが多く、執拗に保証を求め続け、暴力に及ぶなど社会的トラブルを引き起こしかねない。
　「好訴妄想」も非常に似ている概念。どちらも古い概念の用語で、パラノイアと呼ばれるもののひとつ。今の精神医学で言えば、幻聴などの幻覚を伴えば「統合失調症」と、幻覚などほかの症状がなければ「妄想症」と診断されるだろう。

197 皮膚寄生虫妄想（エクボム症候群）

自分の肌に見えない虫がいると思い込む人

統合失調症

関連項目 ▶ 心気症 | 135　身体表現性障害 | 143　妄想 | 173

　実際にはそんな虫はいないのに、自分の皮膚に虫が寄生していると思い込むもの。スウェーデンの精神科医の名前から「エクボム症候群」とも呼ばれる。初老期や老年期に生じることが多い。
　皮膚を虫が這うように感じたり、噛まれた・刺されたと感じたりする。「虫や卵が見えた」と言う人もいる。
　皮膚の破片やゴミなどを小さな容器に入れ受診することは「マッチ箱徴候」と言い、いくつもの皮膚科を受診しては否定され、やがて精神科を受診することになりがち。
　実際にはない感覚を感じる幻触や体感幻覚と解釈されたり、実際にはいない虫を確信する妄想と解釈されたり、身体的問題にとらわれる心気症、身体表現性障害と解釈されたりと、なかなか難しい存在である。

198 統合失調症 ★★★

自信がなく未来がなく思える人の妄想

無力妄想

関連項目 > 妄想 |173 関係妄想 |184

　人の目を気にし、不安と疑惑の中を揺れ動きながら、自己を卑下して引きこもりがちになる、比較的軽く体系的ではない妄想。
　この対極にあるのは、確信に満ちた他罰的で闘争的な体系化された妄想である「強力性のパラノイア」というもの。強力性のパラノイアは他罰的で闘争的であるのに対し、無力妄想では、自分に問題があると思い争いから逃げようとする。何をしても失敗しそうな漠然とした将来への不安、周囲から避けられ見捨てられるのではないかという不安を抱き、周りの物事を自らに結びつける関係妄想が主である。

199 統合失調症 ★★★

強力性と無力性を併せ持つ関係妄想

敏感関係妄想

関連項目 > 関係妄想 |184

　「敏感関係妄想」はドイツの精神科医クレッチマーが命名したもの。
　まず、「敏感性格」について。これは、感じやすく敏感で理想が高く体面を気にする人が、何かネガティブなことがあったときに恥ずかしさや屈辱感、罪悪感を持ち、でも自分を責めやすく傷つきやすい小心者でもあるから、人に話すなどして発散する力に乏しく、そんな気持ちを長い期間抱え続けて疲れてしまいやすい性

格のこと。

　そんな敏感性格の人が、屈辱的な体験や倫理的な挫折体験をきっかけに内的緊張感が高まり、周囲と自分を関係づける「関係妄想」が生じているもののこと。自尊心や倫理観といった強力性の要素と、傷つきやすさや不全感といった無力性を併せ持ったものと解釈されている。

200 動物の声が聞こえる体験

統合失調症

ドリトル現象

関連項目 ▶ 統合失調症 |170　妄想 |173

　動物から人間の音声で幻聴が聞こえるもの。動物と会話できるドリトル先生が登場する児童文学のシリーズがその名の由来。「犬が危険を伝えてくる」「スズメがトントン音を立てて、ダメだと教えてくれる」「2匹のネコが自分のことを話すのが聞こえる」「ハトに愛を囁かれる」「フクロウに、戻れと指示される」など、その内容はさまざまだ。
「自分は動物の声を聴く特別な力が身に付いたのだ」と解釈することがあり、そんなときには妄想の内容にも動物が関わることが多いようだ。幻聴は統合失調症で多く、ドリトル現象の症例報告は多くはないものの、同様のことが言えそうであり、その多くは薬物治療が必要となる。

201

統合失調症

★★★

うごめく虫などが見える幻視

小動物幻視

関連項目 ▸ アルコール離脱症状｜85　せん妄｜137　幻覚｜172

　ネズミなどの小動物、クモや羽虫などの虫、小人、ゴミ、灰、文字などが、床、壁、天井、空中、ベッド、自分の体などをうごめくのが見えるというもの。

　原因としてはせん妄や認知症などもあるが、最も有名なのがアルコール離脱症状としての幻覚だ。典型的には、毎日大量にお酒を飲んでいた人が、骨折などで入院し2日ほど断酒したところで、落ち着かない様子で病室の壁を指さし「部屋に虫がいる！」と騒ぐようなもの。

　アルコール離脱症状については、幻覚がないときでも両目をまぶたの上から軽く押して「今から虫が見えますよ」などと暗示をかけると、その通りの幻覚が見える「リープマン現象」もあるという。

202

統合失調症

次々とわき上がる体験

自生思考

関連項目 ▸ 思考吹入｜190　作為体験｜192

　考えがひとりでにわき上がり続けるもの。「自生観念」とも言う。

　何か気になることがあって出てくる思考ではなく、何も関心も注意も向けていない事柄について、とりとめもなく繋がりのない

内容が次々と浮かんでくる。自分では制御できず、ほかに集中したいことがあっても、何も考えたくなくても浮かび続ける思考に煩わしさを感じがち。

「自分の考えだ」と思える自己所属感はあるものの、自分の意志で考えたものとする実行意識、自己能動感は希薄。自生思考が妄想的な解釈にいたると、考えを植え付けられると思う「思考吹入」や、思考などを操作されるように思う「作為体験」に発展しうる。

203

統合失調症

統合失調症を前に医師が感じる異質さ

プレコックス感

関連項目 ▶ 統合失調症 |170 陽性症状と陰性症状 |171

精神科医が統合失調症の人を診察している際に感じられる、異様な感じ、奇妙な感じのこと。古く曖昧な概念である。幻聴や妄想などの陽性症状に左右されて見るからに奇妙に見えることではなく、むしろ陰性症状に関わる話。人と接する際の共感的な相互作用が損なわれていること、診察した医師の共感的な感情が相手に届かないのを「なんだか、この人の心に触れられない」と、その表情や声の調子、動き、態度などを通して直感的に異質に感じるもの。

プレコックス感は、あくまで医師の主観であり、「精神科医の私がそう感じたから統合失調症だ」と恣意的な診断を招きうる点が問題視され、現代では用いられなくなった概念である。

204 トレマ

統合失調症の初期に感じる不気味な緊張感

統合失調症

関連項目 ▶ 統合失調症 |170 妄想 |173 妄想気分 |176

　統合失調症の人が明らかな妄想を発症する前に生じる、周囲から圧迫感を感じる緊張状態のこと。ドイツの精神医学者コンラートが提唱した概念である。元来は「場怯え」という、役者がステージに上る前の不安と期待を伴う緊張感を言い表す用語からきている。

　まだ具体的な妄想は形成されていないものの、その前段階にあり、これから何か重大なことが起きるのではないかと感じ、意識を向けるべきものはもちろん、意識を向けなくてもいいものも同じように目に留まるようになる。

　不安や恐怖、罪悪感などが生じ、無関係な物事に繋がりでもあるかのように感じられ、偶然の物事ですら偶然に思えなくなりがちだ。世界に何か悪いことが起きそうな嫌な予感がする「妄想気分」に近い存在と言える。

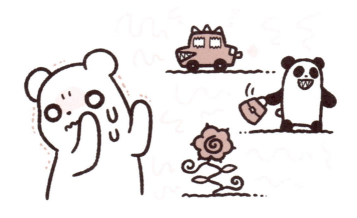

205 統合失調症の妄想的世界

アポフェニー

統合失調症 ★★★

関連項目 ▶ 統合失調症 |170　妄想知覚 |182　世界没落体験|193
トレマ |204

　ギリシャ語で「明らかになる」の意味で、日本語では「異常意味顕現」となる。

　ドイツの精神医学者コンラートが提唱した概念で、**統合失調症**は初期の「トレマ」の段階を経て「アポフェニー」へと進展する。

　見るもの聞くものに何か謎めいた意味があるという確信に始まり、その意味が自分に向けられていると思うようになり、その後、見るもの聞くものに特別な意味を見いだす**妄想知覚**が生じる。

　そして、世界が自分を中心に回ると思うのが、地動説の逆、天動説を唱えたプトレマイオスの名を借りた「プトレマイオス的転回」、世界すべてを自分と関係づける「アナストロフェ体験」、神になった体験や「世界没落体験」が生じるなど、明確な妄想状態にいたる。

　その究極が、体験が断片化され意味だけが乱舞する「アポカリプス」というものである。

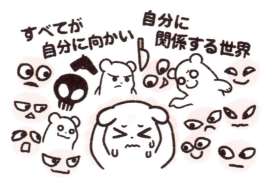

206 言語新作

統合失調症 ★★☆

実際にはない言葉

関連項目 › 統合失調症 | 170

　一般的にはない言葉をつくりだしてしまうもの。「造語症」とも言う。失語症の人が、間違って違う言葉を話すのを指すこともあるが、この言葉が主に示すのは**統合失調症**で生じるもの。まったく存在しない言葉を生みだしてしまうこともあれば、普通の言葉を妄想的に違う意味に使ってしまうこともあれば、その言葉の意味を自分でも知らずに幻聴で聞いたまま使っていることもある。

　書字の上での言語新作は「文字新作」とも言われる。

　統合失調症による思考の障害により、概念の把握が困難になったり、思考と思考を連ねる連合の障害が生じたりすることによって起きる。

> 普通の会話の中に妙な言葉が混じる程度のものから意味のわからない文になるレベルまであります

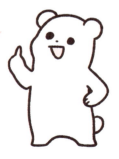

207 当たり前さが失われること

統合失調症

自明性の喪失

★★★

関連項目 > 統合失調症 |170

　普通なら問題にもならない当たり前のことが当たり前でなくなったり、当たり前のことに疑問を持ったり、どうしていいかわからなくなったりすること。

　そんな当たり前のことについて質問されても、「だって、そうだから」としか答えようがない。しかし、当たり前にこなしていた生活が当たり前でなくなることで、一つひとつ考えながらこなさなければならなくなる。

　重度のものは統合失調症で生じ、周りの物事すべてが当たり前でなくなり世界が謎めいて感じられる。

　ごく軽度のものであれば健康な人でも経験しうる。たとえば、自分が正しく書いた字を見て「あれ？ この漢字って、こんな形をしてたっけ?」と戸惑うようなことなら皆さんでもあるのではないだろうか。

日常的な当たり前が失われると、困るでしょうし不安にもなるでしょうし、大変なことでしょう

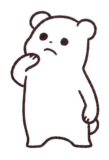

208 二重見当識

統合失調症 ★★☆

妄想がありながら現実世界で暮らすこと

関連項目 > 統合失調症 |170 妄想 |173

　妄想のある**統合失調症**の人が持ちうるもの。個人的な世界では、妄想が存在する病的意識を持ちながら、他者と共有する日常的な世界では、ある程度の適切な正常意識も持つことができ、それら両方を同時に住み分けるあり方のこと。

　たとえば、自分が世界の王だと妄想を抱く一方で、病棟では1人の入院患者として過ごす事態を受け入れるようなものだ。

　統合失調症の、急性期ではなく妄想がありながらも落ち着いた慢性期の患者に見られることが多い。

　妄想が残存していること自体は残念なことだが、妄想が残っていても安定した日常生活に適応する過程で生じた自己治癒的な現象とも言える。「複式簿記」「二重帳簿」「二重記帳」などと呼ばれることもある。

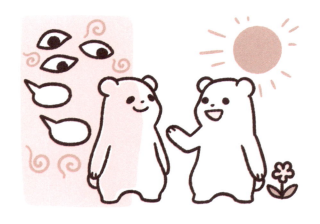

209 統合失調症 ★★★

精神障害の時間軸

アンテフェストゥムとポストフェストゥム

関連項目 ▸ 微小妄想 |6 躁状態 |11 統合失調症 |170 妄想 |173

　アンテフェストゥムとポストフェストゥムは、どちらも精神障害における時間論として用いられる言葉である。

　統合失調症の、主に急性期の妄想状態で生じうる、「これからただならぬ恐ろしいことが起きるのではないか」などと不確定な未来を先取りする未来志向性の恐れ、「祭りの予兆」への戦慄がアンテフェストゥムだ。

　一方、主に重度のうつ病で生じる微小妄想に代表される、「取り返しのつかないことをしてしまった」などと過去にとらわれる、「後の祭り」的な完了志向性の悔恨と罪責感へのとらわれがポストフェストゥムだ。

　さらに、躁状態や、てんかん発作の前の予兆から意識消失までの過程について、「祭りのさなか」としての「イントラフェストゥム」という概念も提唱されている。

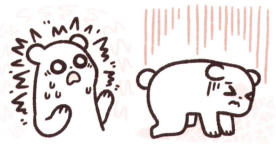

210 知覚変容発作

急に大きく見えたり小さく見えたりする発作

統合失調症

関連項目 > 統合失調症 │170

主に統合失調症の治療中に起きる、次のような発作のこと。

音が大きく聞こえる、色が鮮やかに見える、物の形が鮮明に感じられるなどの「知覚の過敏化」。

音が迫ってくるように感じられる、周囲が迫ってくるように感じられる、人が迫ってくるように感じられるなどの「外界相貌化」。

体の一部が伸びる/縮む、物が大きくなる/小さくなる、距離が遠くなる/近くなる、体が浮いて感じられるといった「空間構造の潰乱」。

いずれも数分から数時間の発作で、夕方など一日の疲れが溜まった頃に生じやすく、眠ると消える。

使用中の抗精神病薬が多ければ、その量を減らすことで改善する可能性があるが、急に減らしたり減らしすぎたりすれば統合失調症の再発などを招くので注意が必要だ。

短期的にはベンゾジアゼピンで対処することになる。

統合失調症で生じるので、幻覚かと思われがちだが、違うものである。

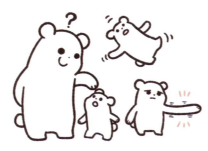

211 妄想だけが生じる障害

統合失調症

妄想症

関連項目 ▶ 心気妄想 | 8　誇大妄想 | 14　統合失調症 | 170
妄想 | 173　被害妄想 | 186　クレランボー症候群（恋愛妄想）| 194
オセロ症候群（嫉妬妄想）| 275

　妄想が生じる精神障害といえば統合失調症が有名だが、幻聴や連合弛緩、陰性症状なども生じる統合失調症とは異なり、妄想だけがありほかの精神症状を伴わないもの。「妄想性障害」とも言う。「パラノイア」や「パラフレニー」といった概念がもととなっている。

　妄想の内容は人によって、恋愛妄想、誇大妄想、オセロ症候群（嫉妬妄想）、被害妄想、心気妄想などさまざまだ。DSM-5-TRでは被愛型、誇大型、嫉妬型、被害型、身体型などに分類されている。

　一部は後に幻聴が出現するなどして、統合失調症に診断が変更されることがある。

　発症年齢はいろいろだが、統合失調症より遅い傾向にあり、中年期以降に発症することが多く、老年期に発症する人もいる。治療には主に抗精神病薬が用いられる。

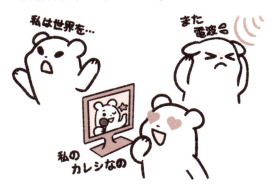

212 統合失調感情症

統合失調症 ★★☆

落ち込みと妄想の合併

関連項目 ▶ うつ病（大うつ病性障害）｜1　双極症（双極性障害）｜10
統合失調症｜170　妄想｜173

　幻聴や妄想が生じる統合失調症の特徴と、うつ病や双極症のような気分症状の両方を併せ持つもの。「統合失調感情障害」とも言う。

　うつ病が重い時期に微小妄想が生じる妄想性うつ病とは異なり、統合失調感情症では気分症状がない時期にも幻聴や妄想が生じることがある。その気分症状については、抑うつ状態だけが生じる抑うつ型と、躁や軽躁と抑うつの両方が生じうる双極型がある。

　統合失調感情症については、「統合失調症の経過中に幻聴・妄想、社会生活上の悩み、脳の不調などでうつ病が併発した状態」という解釈、「統合失調症と双極症には連続性がある中での中間的存在」とする解釈もある。

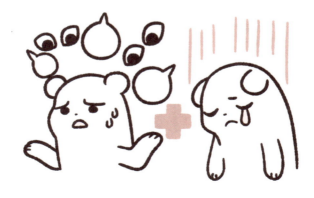

213 気分と意識とカタトニアの出現

統合失調症

非定型精神病

★★☆

関連項目 ▶ 双極症（双極性障害）| 10 統合失調症 | 170
カタトニア（緊張病）| 175

「精神症症状（精神病症状）」「気分症状」「意識障害」の3つの要素を併せ持つ特殊な精神病。

より具体的に症状を説明すると、動かなくなったり興奮したり同じことを繰り返したりする「カタトニア」などの精神症症状。恍惚としたり不安になったり怒りっぽくなったりする気分症状。考えがまとまらずに戸惑い、人や場所を間違うなど混乱し、その間のことを後で覚えていないこともある意識障害といったもの。

こうした症状が急に現れ、数週間から数ヶ月経つと症状を残さず回復することを繰り返す。それぞれの発症は、風邪や妊娠といった身体的な変化やストレスなどがきっかけになることもある。

統合失調症で使われる抗精神病薬や、双極症で使われる気分安定薬による治療で再発を抑えられる治療が試みられる。

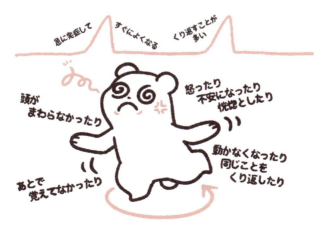

214 アットリスク精神状態

統合失調症の前駆期かも？

統合失調症 ★★★

関連項目 ▶ 統合失調症 |170 幻覚 |172 妄想 |173
統合失調型パーソナリティ症|242

　現時点では**統合失調症**ではないが、統合失調症の発症が心配される状態のこと。「At-Risk Mental State」の頭文字をとって「ARMS(アームズ)」と呼ばれる。

　次の3つが含まれる。

　1　問題にはならない程度の弱い**幻覚**や**妄想**が続く人
　2　幻覚や妄想が一時点に生じる人
　3　**統合失調型パーソナリティ症**や親・兄弟の家族歴といった統合失調症の素因がありつつ、社会的な機能低下がある人

　統合失調症は一般的に1％弱の人が発症する病気だが、ARMSの場合、1年で4分の1ほど、3年で3分の1ほどと高率で統合失調症に移行するので注意が必要だ。

　ARMSの人が抗精神病薬を飲んでも統合失調症を予防する効果はないものの、統合失調症を発症したらすぐに抗精神病薬による治療を開始すればその後の経過を良いものにできる。

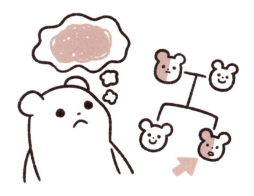

215 二人組精神病

統合失調症

一緒に暮らして一緒になる精神病

関連項目 › 妄想　　｜173

　ある人に妄想を主とした精神障害が生じた影響で、一緒に暮らす家族など親密な関係の人に同じような精神障害が生じるもの。「感応精神病」「共有精神病」とも呼ばれる。

　たとえば、ある男性が「電波で攻撃されている！」という妄想を抱くようになると、その妻も「そうなんです。我が家は電波で攻撃されているんです」と同様の妄想を共有するといった具合だ。

　1人目は発端者、影響を受けて発症した人は継発者と呼ばれる。発端者と継発者を別々に扱うのが治療の原則であり、生活を共にしている家族などでは入院が必要になることが多い。

　二人組精神病をフランス語で「Folie à deux（フォリア・ドゥ）」と言うが、三人組精神病「Folie à trois（フォリア・トロワ）」、四人組精神病「Folie à quatre（フォリア・キャトル）」もあるとされている。

15

幻覚・妄想

216 違って見えるもの
錯覚

幻覚・妄想

関連項目 ▶ せん妄 |137 幻覚 |172 レビー小体型認知症 |252

　対象を誤って知覚すること。いわゆる見間違い、聞き間違いの強いものである。似たものに幻覚があるが、対象がないのに知覚するのが幻覚であり錯覚とは異なる。

　5つの感覚モダリティ（視覚、聴覚、触覚、味覚、嗅覚）それぞれについて錯覚は存在するはずだが、一般的に扱われるのは視覚の錯視や聴覚の錯聴が多い。

　錯覚が生じる背景は3つ考えられる。

　1　たとえば、自動車の運転中にパッと視界に入った樹木が一瞬人に見えるなど、不注意によって起きやすくなる錯覚

　2　怖い話を聞いた後、ちょっとしたものが人の顔や姿に見える気がするなど、感情によって起きやすくなる錯覚

　3　レビー小体型認知症やせん妄など、病的な状態で引き起こされる錯覚

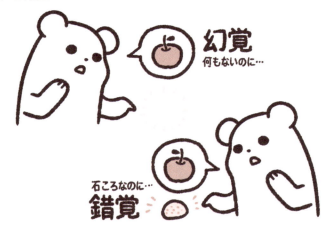

217 実体的意識性

幻覚・妄想
★★☆

見てもいないのに人の存在を感じる体験

関連項目 > 統合失調症 |170　幻覚 |172　妄想 |173　レビー小体型認知症 |252

　実体的意識性とは、感覚的要素がなくても、その実在性を意識するもののこと。たとえば、見てもいないし聞こえてもいないし触れたわけでもないが、背後に人の存在や気配を感じるといったものである。

　これが出る病気は、**統合失調症**や**レビー小体型認知症**が考えられるが、怖い不思議な話を聞いた後などに健康な人でも経験しうる。

　実際には人がいないのに人がいると思うのであれば「**妄想**」に近い。考えるというより感じるという点で「**幻覚**」に近いものの、見る・聞く・触れる・嗅ぐ・味わうという感覚の要素がないので幻覚とも言えない。そんな実体的意識性は、妄想とも幻覚とも言えないが幻覚に近い「仮性幻覚」と扱われる。

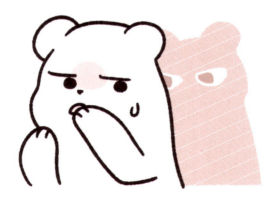

218 パレイドリア

幻覚・妄想 ★★☆

しみや模様が人に見えたり顔に見えたり

関連項目 ▷ せん妄 |137 錯覚 |216 レビー小体型認知症 |252

　不明確で無意味な感覚対象から、明瞭で有意味な像を知覚する錯覚の一種。

　天井のしみ、壁の模様、雲などが人の顔や姿、動物、化け物などに見える、主に錯視（視覚的な錯覚）である。

　あまり言わないけれど「電車のリズミカルな音が音楽のメロディに聞こえる」といった、聴覚的なパレイドリアもありえる。

　想像で思い浮かぶものと、現実の知覚が重なり合うことで生じるもので、健康な人でも暗がりなどで経験することはあるが、病的なものはレビー小体型認知症やせん妄などでよく生じる。

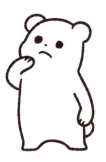

ちょっとした模様などが人の顔に見えてくることぐらいなら皆さんもあるはず

| 219 | 視覚障害者が見る幻覚 |

| 幻覚・妄想 |

シャルル・ボネ症候群

★★★

関連項目 › 幻覚 ｜172

　視覚障害者に生じる幻視のこと。目が見えない人が幻覚を見るもの。見えるのは人だったり物だったり幾何学模様だったりとさまざまだ。幻覚があることから統合失調症みたいなものかと思われがちだが、そうではない。

　主に高齢者に起きるとされ、生まれつき目が見えない人ではなく、後から視力に障害が生じた人に起こる。視覚障害によって、外界由来の視覚情報と記憶由来の視覚イメージのバランスが崩れ、抑えが利かずに記憶由来のイメージが出てくる。今、目の前のものが見えなくなることで、過去に見たものがわき上がってきてしまうようなものだ。

　薬物治療の対象ではない。

目が見えない人が幻覚を
見るって興味深いですね

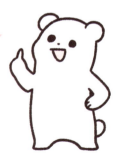

220 音楽性幻聴

音楽が聞こえて止まらない現象

★★☆

関連項目 ▶ 統合失調症 |170

記憶にある歌やメロディが頭の中で反復的に流れ続ける「イヤーワーム」と呼ばれる現象は、健康な人でも経験する。それが強くなったのが、音楽性幻聴である。

統合失調症の症状としても起きるが、多くの音楽性幻聴は統合失調症の幻聴とはまったく違うもの。

もちろん脳血管疾患や脳腫瘍、てんかんなど、さまざまな原因が考えられる。ただ、最も多いのが難聴、聴覚障害によるものだ。

聴覚障害によって、外界由来の聴覚情報となんとなく頭に浮かぶ音楽のバランスが崩れ、抑えが利かずに頭に音楽が浮かび続ける。耳から聞こえるものが減ったことで、頭の中に音楽がわき上がるのが音楽性幻聴である。聴覚障害に伴って生じる音楽性幻聴は薬物治療の対象ではない。

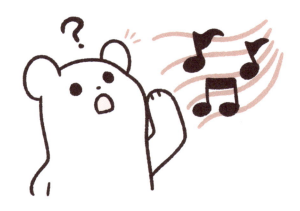

221 体に感じるグロテスクな体感幻覚

幻覚・妄想

セネストパチー

関連項目 > 統合失調症 |170

　実際には何も起きていない体の部位に感覚が生じることを「体感幻覚」と呼ぶが、その中でも異常かつ奇妙な身体的な感覚、特に不快でグロテスクな感覚を訴えるのがセネストパチーだ。

　「喉の奥にネバネバした粘液が出てくる」「お腹の中がグネグネ動いて引きつれる」「口の中でコイルや針金がチクチクする」など、訴えはさまざまだが、口の症状を訴える人が多く、それは「口腔セネストパチー」と呼ばれる。

　統合失調症などの精神障害で生じることも、他の精神障害がないセネストパチーだけのケースもある。抗精神病薬や抗うつ薬による治療が試みられることが多いが、それでも難治なことは多い。

222 動いたように見えること

幻覚・妄想

キネトプシア

関連項目 > 錯覚 |216　レビー小体型認知症 |252

　静止しているはずの物が動いて見えるのがキネトプシア。たとえば、「糸くずが動いて見えた」「電気のカサが揺れて見えた」「壁の模様が動いて見えた」などと訴える。

　錯視（視覚的な錯覚）の一種であり、「動き」の感覚が亢進している状態で起きる。パーキンソン病やレビー小体型認知症などで生じることが多いとされる。

極めてまれではあるが、動いているはずの物の動きを知覚できないケースもあり、こちらは「アキネトプシア」と言う。

223 域外幻覚

幻覚・妄想 ★★★

視覚の外に幻視の意図

関連項目 ▶ 幻覚 |172 実体的意識性 |217 レビー小体型認知症 |252

知覚できる範囲を超えた幻覚のこと。たとえば、「海を越えた外国の人の声が聞こえる」なら域外幻聴ということになるし、「自分の頭の中で虫が動くのが見える」も域外幻視である。

比較的多いのが「人が見える」というものだ。背後にいる人の存在を感じるだけなら「実体的意識性」だが、背後にいる人が見えたら「視野外幻視」と呼ばれる域外幻覚ということになる。ただし、実際にはその区別は厳密ではない。

背後に人の存在を感じたり見たりするのは、特にパーキンソン病やレビー小体型認知症で多いとされる。

> 視界の外に幻覚が見えるって不思議ですね

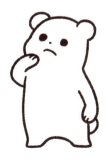

224 不思議の国のアリス症候群

大きくなったり小さくなったりする不思議な体験

幻覚・妄想 ★★★

関連項目 ▶ 知覚変容発作｜210

視覚、聴覚、触覚、感覚、時間に独特な変化が生じて感じられるもの。自分の身体の一部が伸びて/縮んで感じられる、物が大きく/小さく見える、遠く/近く見える、変形して見える、体が浮いて感じられる、時間の流れが違って感じられる、周囲の現実感が失われる……といった感覚に襲われる。

現れる症状は「知覚変容発作」と同じだが、不思議の国のアリス症候群は片頭痛、てんかんなどで発生する。精神障害というよりも、神経的な問題である。

『不思議の国のアリス』にちなんだ名称だが、『ガリバー旅行記』に登場するリリパット島から、「リリパット幻覚」と呼ばれることもある。

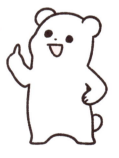

病気というレベルでなくても、同じような体験をしたことが皆さんもあるかも？

225 エイリアンハンド

自分の手が他人の手に思える体験

幻覚・妄想 ★★★

　自分の手を他人の手のように感じるもの。「他人の手徴候」とも言う。

　脳の血管障害、脳腫瘍など、主に脳梁（のうりょう）の病変が原因で生じる。

　背後など自分から見えないところで、片方の手でもう片方の手を触ったとき、その手が自分のものではないように感じるというレベルから、片方の手が本人の意思に沿わない勝手な行動をすると感じるレベルのものまで症状はさまざまだ。

　自分の意思で動かせる右手の動きと同時に、勝手に動く左手が反対目的の動作をすることもある。たとえば、右手で服を着ようとすると左手が脱がせようとする、右手でドアを開けようとすると左手が閉めようとするといったものは「拮抗（きっこう）失行/両手間抗争」と言う。

　あるいは、置かれたハサミを見て、片手が本人の意思とは別に勝手にそれを持って目につく物を切ってしまうような「道具の強迫的使用」も起きうる。

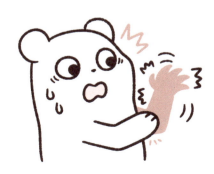

226 ありえない香りをかぐ体験

幻覚・妄想

★★★

パロスミア

関連項目 > 錯覚 |216

　錯覚は五感（視覚、聴覚、触覚、味覚、嗅覚）それぞれに存在するはずだが、錯覚というと主に視覚について扱われがち。しかし、嗅覚にも錯覚は存在し、それがパロスミアだ。「錯嗅」とも言う。

　たとえば、「淹れたての香り立つコーヒーから腐った臭いがする」「新鮮な果物から下水のような悪臭がする」など、さまざまな匂いが不快な臭いに感じられる。

　原因としては、嗅覚情報を取りまとめる脳神経の問題と、嗅覚の末梢神経の問題の２つが考えられる。感染症がきっかけとなることが多く、最近では新型コロナウイルス感染症で生じうる症状のひとつにパロスミアが挙げられている。

　似た存在に、何もないのに香りを感じる「ファントスミア」がある。

　精神科で扱われる領域というより耳鼻科的異常である。

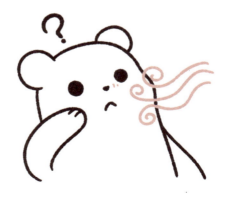

227 想像妊娠

幻覚・妄想

実際には妊娠してない女性に起こること

関連項目 › 統合失調症 |170

　妊娠していないはずの女性が自分は妊娠していると思うもので、さまざまな身体的な変化が生じる。

　具体的には、月経が止まる、胸が張るといった変化が多く、中には、乳汁が出る、つわりのような吐き気がする、お腹が張る、体重が増える、胎動を感じるといったことも起きる。

　原因はさまざまで、統合失調症や気分障害、不安障害などの精神障害のこともあるし、ドパミンなどの神経伝達物質の不均衡、さまざまなホルモンの異常や婦人科的な異常が背景にある場合もある。そして、子どもが欲しいと思っていたり、逆に妊娠に抵抗感を抱いていたりするなど、妊娠にまつわる心理が影響して生じることもある。

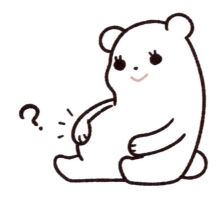

228 クヴァード症候群

妻の妊娠中に男に生じるつわり

幻覚・妄想 ★★★

関連項目 > 想像妊娠 |227

　妻の妊娠中、その夫が妊婦と似た苦しみを感じてしまうもの。主につわりのような吐き気、食欲不振、腹痛、腹部膨満感といった消化器症状が多いと言われる。

　女性に生じる**想像妊娠**に似たもので、心理的に影響を受けやすい男性に生じると考えられている。

　また、自分がより妊娠に関わりたい気持ちがクヴァード症候群として現れている可能性や、家庭の変化に対する不安の影響も指摘されている。

　薬物治療が必要なものではなく、基本的には赤ちゃんが生まれるまでに自然に治る。

　まれなようでいて、軽いものも含めれば実は妻が妊娠した男性の4分の1から3分の1に何らかのクヴァード症候群が生じると言われている。

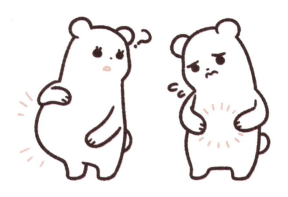

229 ライカントロピー

幻覚・妄想

狼男になったと思う妄想

関連項目 ▶ 統合失調症 |170　幻覚 |172　妄想 |173
セネストパチー |221

　自分が狼に変身する、あるいは変身したと思い込む**妄想**。
「狼男」の話は中世ヨーロッパに起源を持ち、狼は西欧では邪悪な動物として、北欧では神聖な尊敬や畏怖の対象として受け止められている。そのためか症例報告は欧米に多く、**統合失調症**を主とした精神障害で生じたという報告がなされている。

　自分の体毛を見たり、自分の犬歯を意識したり、自らの身体の構造について**幻覚**があったり、**セネストパチー**（体感異常症）を経て狼だと思い込んだりと、ライカントロピーにいたる過程はさまざまだ。

　自分が犬になったと思い込むのは「キナントロピー」と呼ぶ。また、狼に限らず何らかの獣、ライオン、トラ、ワニなどになったと思い込む「ゾアントロピー/獣化妄想」もあると言われる。

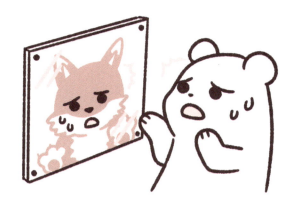

16

素行

230 素行症

社会的に逸脱し他者に危害を及ぼす青少年

関連項目 ▶ サイコパス |249

　社会的なルールを破り、人が当たり前に持つ権利を損ねる、青少年の頃に始まる問題のこと。「素行障害」「行為障害」とも呼ばれる。

　ほかの人や動物に対する残酷な行為、イジメ、脅し、バットや刃物などを用いた暴力、嘘、不法侵入、窃盗、強盗、性暴力、とっくみあいの喧嘩、放火、物の破壊などに及ぶ。学校はサボり、夜間の外出や無断外泊に及ぶ。

　素行症の中には、後悔や罪悪感がなく、共感性を欠き冷淡で、感情が浅薄で自分の振る舞いを気にしない、いわゆる「サイコパス」の特性を持つ者もいる。そのような人は、後に反社会的な行動に及ぶ率が高いと考えられ注意が必要だ。

　薬物で治療できるものではない。家庭、学校、児童相談所、警察などの関係者が連携し、行動の改善を目指すことになる。

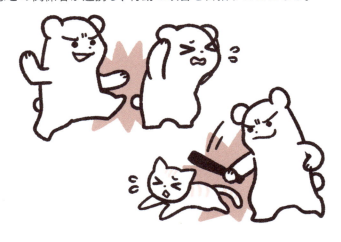

231 爆発的に怒りすぎてしまう人

素行 ★★☆

間欠爆発症

　怒りすぎて破壊的になる人のこと。

　物、動物、人に当たるような物理的な攻撃や、かんしゃくを起こす、人を激しく非難する、口喧嘩するなど言葉での攻撃に及ぶことが続き、年に3回は物を壊したり動物や人に怪我を負わせたりするもの。

　利益を得るためではなく衝動的な言動で、きっかけがあったとしても、その攻撃性とは釣り合わない。

　10代の頃から始まっていることが多く、過去に暴力、性暴力、虐待などに遭った経験やトラウマがあると生じやすい。

　カウンセリングなどを通して怒りの制御を試みることになる。

> 怒りすぎは周りの人も大変ですし、本人も不幸になるもの。きちんと抑えられるといいですね

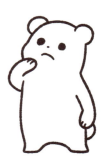

232 しょっちゅう怒るイライラした子

素行 ★★☆

重篤気分調節症

関連項目 > 双極症（双極性障害）| 10

　子どもの頃からいつもイライラして怒りっぽく、よくかんしゃくを起こす人のこと。

　かんしゃくは、暴力、物の破壊、暴言といった形をとり、そんな怒りの爆発が週に何回もあり、かんしゃくを起こしていないときでもイライラしていて怒りっぽい状態が続くものが重篤気分調節症とされる。

　この概念は扱いが難しく、定番の治療というものはまだわかっていない。双極症やトラウマとの関連も研究されたが、一般的なトラウマ治療や双極症の薬物治療は無効とされている。有効な薬はなく、カウンセリングなどで問題解決能力や対人関係能力を高めることが助けになるだろう。

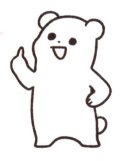

> その怒りっぽさやイライラがあっても行動に移さないよう行動の管理も大切ですし、気持ちの面から楽になるといいですね

233 怒りっぽく歯向かいがちな人

素行 ★★☆

反抗挑発症

　怒りっぽく、口喧嘩しがちで、反抗的・挑発的であり、何かあれば執念深く、周囲をイライラさせる人のこと。「反抗挑戦性障害」とも言う。

　よくかんしゃくを起こし、神経過敏でイライラしやすく、わざと人を苛立たせようとしたり、自分の失敗などを人のせいにしたりと、意地悪で執念深い。

　その怒りは特に、親や教員、上司といった自分を支配しうる立場や権威のある立場に向けられることが多い。

　症状が軽ければ、職場だけ、学校だけ、家庭だけ、友人とだけといった状況に限定されるケースもあるが、強ければそこに人がいる場ならどこでも口喧嘩を始めてしまう。

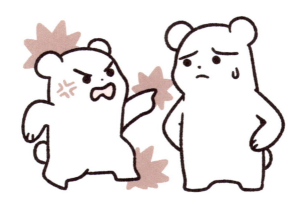

17

パーソナリ
ティ症

234 ボーダーラインパーソナリティ症

パーソナリティ症

対人関係や感情が不安定なボーダー

関連項目 ▶ 妄想 |173 見捨てられ不安|236 同一性障害|238

　最近まで「境界性パーソナリティ障害」という名称が使われてきたが「ボーダー」と呼ばれることもある。薬物治療ではなく、カウンセリングの対象。
　DSM-5-TRの診断基準では、次のような要素が挙げられている。
　交際相手や友人などに見捨てられるかもと不安を抱き、なりふりかまわず行動する見捨てられ不安。
　誰かを理想化したりこきおろしたり、人の評価が極端に揺れ動く対人関係の不安定性。
　自己像や価値観が不安定な同一性障害。
　浪費、薬物やアルコールの乱用、不適切な性行為、過食などの自己破壊的な行動。
　自殺企図や自傷行為。
　感情がネガティブな物事に非常に反応しやすく不安定なこと。
　ずっと空虚な感じ。
　不適切な状況で怒る、制御できない怒り。
　妄想や解離が生じたりすること。

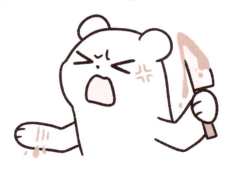

235

パーソナリティ症

自分の気持ちを他者の気持ちだと思うボーダーラインパーソナリティ症

投影性同一視

関連項目 ▶ ボーダーラインパーソナリティ症｜234

ボーダーラインパーソナリティ症の症状のひとつ。

自分自身の良くない気持ちを扱いきれず、他者のものだと考えることを「投影」と呼ぶ。そんな他者に投影した気持ちを、他者そのものと同一視するのが投影性同一視である。

たとえば、人を嫌うこと、人に対して怒ることは不適切だと思っていても、誰かに対して嫌悪感や怒りを抱いてしまうということは誰にでもある。

そのとき、その自分の気持ちを認められず、その気持ちは相手のものだとみなしてしまうのが投影で、さらに「あの人が私を嫌って怒るから、私はしかたなく怒っているし嫌いにもなる」と心の中で無意識に嫌悪や怒りを正当化するようなことが起きるのが投影性同一視というものだ。

> いつの間にか起きている投影性同一視も、自ら気づけるようになることが、それを乗り越える第一歩でしょう

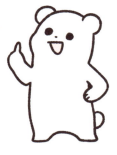

236 ボーダーラインパーソナリティ症の対人的特徴

パーソナリティ症

★☆☆

見捨てられ不安

関連項目 ▶ ボーダーラインパーソナリティ症│234

　ボーダーラインパーソナリティ症で見られる対人場面における症状のひとつで、自分にとって重要だと思っている他者、交際相手や友人などから見捨てられるのではないかと不安になるもの。「不安」という表現を用いているが、実際には抑うつ、憤り、恐怖、罪悪感、無力感、空虚感を抱くもので、それが刺激されると見捨てられないよう、物理的、心理的に相手にしがみついたり、自殺をほのめかしたり、薬物などを乱用したり、自傷行為や性的な行動をとったりと、なりふり構わない行動に及びうる。

　ボーダーラインパーソナリティ症ではなくとも、幼児の頃、ママから離れることに不安を抱くような見捨てられ不安を経験しているはずだ。

> 見捨てられ不安にうまく対処できるようになると、自傷や自殺などの問題を減らせることでしょう

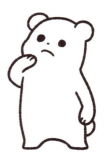

237 スプリッティング

パーソナリティ症 ★★☆

部分対象関係による不安定さ

関連項目 ▶ ボーダーラインパーソナリティ症 | 234

　極端に二分化した見方。主にボーダーラインパーソナリティ症の特徴として扱われることが多い。

　自分と相手との関係を「対象関係」というが、一般的に自分が他者を認識するときには、その人に良いところも悪いところも普通なところもあるのを知りつつ、丸ごと受け止めて関係をつくるものだ。

　一方、その人の良い部分だけに注目して「良い人」と思ったり、その人の悪い部分だけに注目して「悪い人」と思ったりと、その部分部分、その瞬間の快・不快で関係性を考えてしまう「部分対象関係」が、ボーダーラインパーソナリティ症では起きがちである。

　そのとき、「白・黒」「良い・悪い」といった極端な評価をもたらすことをスプリッティングと呼ぶ。

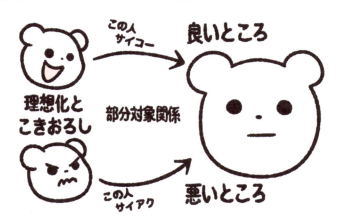

238

パーソナリティ症

自分が何者かの悩み

同一性障害

関連項目 ▶ ボーダーラインパーソナリティ症|234

「自己同一性障害」「同一性の障害」とも呼ばれる。ボーダーラインパーソナリティ症でもよく問題とされる。

自己の同一性とは、自分とは何者か、自分らしさとは何か、自分はどう生きるべきかといった自分に関わる感覚を指す。その同一性が障害されると、自分が誰であるかについて明確な、安定した自己概念が持てなくなる。

そのため、価値観や生きる道が安定せず、その人生には紆余曲折があり、自らの社会的な価値などが感じられず、いつも虚しい感覚、慢性的な空虚感をもたらしうる。

正常な心理的発達の過程でも、青年期のはじめには、自分とは何か、自分が何になるのか、といったことがわからず悩むことは多い。こうした、すぐには決まらない同一性について保留する社会的な猶予の期間を「モラトリアム」と呼ぶ。

自分とは何なのかという悩みは、特に若い人には多いものです

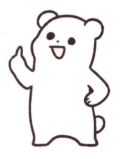

239 パーソナリティ症 ★★★

破壊的な行動に及ぶパーソナリティ障害

アクティングアウト

関連項目 > ボーダーラインパーソナリティ症 | 234

主に不快な自分の体験や感情を抱えていられず、行動に置き換えてしまっていること。「行動化」とも呼ばれる。

抱えていられない体験や感情は、その瞬間のものというより、多くは幼少期から人生を通して持続するものとされている。その行動は、主に不適切な行動、すなわち物の破壊、自傷、暴力、薬物乱用、不適切な性的行為など、さまざまな形をとる。

ボーダーラインパーソナリティ症で扱われることが多い用語で、人生の台本を演じる（アクトする）上で、頭の中の思考ではなく、頭の外の行動に出るのがアクティングアウトである。

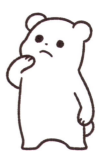

心の悩みが不適切な行動に及んでしまうことには注意が必要です

240 シゾイドパーソナリティ症

パーソナリティ症 ★★☆

陰性症状っぽい人

関連項目 ▶ 統合失調症 |170 陽性症状と陰性症状|171

社会的孤立、引きこもり、感情表出の乏しさを特徴とする人のこと。

特徴を挙げると、親密な関係を望まず、親しい友人、信頼できる友人がなく、いつも孤立した行動をとり、周囲に無関心で、情動的に冷淡で感情が平板で、周囲に褒められることにも批判されることにも無関心で、喜びを感じるようなことがあまりなく、他者との性的な関係を持つことにも興味が乏しい人。

女性より男性に多い。人生の途中で発症するものではなく、若い頃から一貫して存在する。

薬で治るものではない。後に統合失調症になる率は一般の人より高く、統合失調症に生じる陽性症状と陰性症状のうち、陰性症状だけが目立つものである。

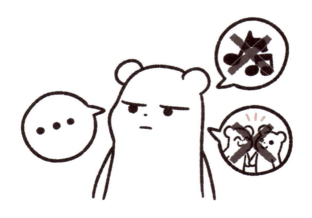

241 周囲を疑いすぎる人

パーソナリティ症 ★★☆

猜疑性パーソナリティ症

　何かと他者の言動に悪意があると解釈する、不信と疑い深さを特徴とする人のこと。「妄想性パーソナリティ障害」とも呼ばれてきた。

　特徴を挙げると、友人でも仲間でも、利用される、危害を加えられる、騙されると人を疑い、情報が悪用されると恐れて自分について話そうとせず、妻や夫、恋人が浮気しているのではないかと過剰に疑い、悪意のない言葉や出来事に、自分をけなしたり脅したりする意味が隠されていたと深読みし、客観的には何もないはずの物事に、暗に馬鹿にされたなどと攻撃の意味を感じて、すぐに怒り、逆襲しようとし、すぐに、侮辱された、軽蔑された、傷つけられたと思い込み、恨み続け許そうとしない人。

　女性よりも男性に多い。

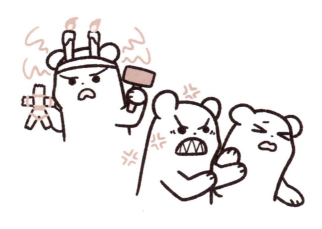

242 統合失調型パーソナリティ症

パーソナリティ症

妄想っぽくて風変わりな人

関連項目 ▶ 妄想 | 173

　親密な相手に対しても急に不機嫌になること、認知的・知覚的歪曲(わいきょく)、行動の風変わりさなどを特徴とする人のこと。薬で治すものではない。次のような特徴が見られる。

　妄想とまではいかないけれど、周りの物事を自分に関係づける関係念慮。

　迷信深かったり、テレパシーや第六感を使えると思っていたりする奇異な信念や魔術的思考。

　身体的錯覚などの普通ではない知覚体験。

　曖昧だったり、回りくどかったり、抽象的だったり、細部にこだわりすぎたり、紋切り型だったりする話し方と奇異な考え方。

　疑い深さや状況から発生する妄想様観念。

　不適切な感情や収縮した感情。

　奇妙だったり風変わりだったりする行動や外見。

　親しい人や信頼できる人がいないこと。

　人と関わることに不安を抱くこと。

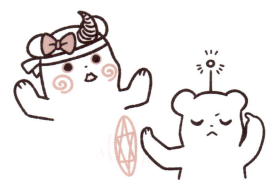

243 演技性パーソナリティ症

パーソナリティ症

注目を求め続ける人

　他者の注目や評価を求め続ける人のこと。具体的には次のような特徴を示す。
　つくり話をしたり、媚(こび)を売ったりして、注目の的になっていないと楽しくない。
　不適切なほど性的に誘惑的だったり、挑発的な行動をとったりする。
　人の目を集めようと服や化粧にエネルギーを費やし外見にこだわる。
　浅薄ですぐに変わる情動表出をする。
　印象的だけど内容がない話し方をする。
　芝居がかった態度をとるなど誇張した情動表現をする。
　被暗示的で、流行に影響されやすく、人の話を信じやすいなど人や環境の影響を受けやすい。
　対人関係を実際以上に親密なものと思う。
　こうした演技性パーソナリティ症に薬は効かない。周囲に気づいてもらおうという意識から、自ら行動ではなく言葉で表現することを身に付けられれば変わりうる。

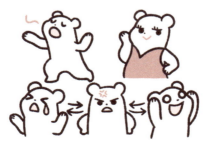

244 自己愛にとらわれる人

パーソナリティ症

★★☆

自己愛性パーソナリティ症

自己愛にとらわれている人のこと。具体的に次のような特徴を示す。

業績や才能を誇張したり、すごいと思われることを期待したり、自分が重要な存在だという誇大な感覚を持ち、過剰な賛美を求め、成功、権力、能力、美、愛の空想にとらわれ、自分が特別な人じゃないと価値を理解できない特別な存在だと思い、自分は自分の価値を理解できる特別な人たちと繋がりがあるべきだと思っていて、人に嫉妬したり嫉妬されていると思ったりしがちで、尊大で傲慢で特権意識を持ち、言わなくても自分の思うように人が動くこと、特別な取り計らいを求め、共感性を欠き人の気持ちを認識しようとしない。

特権意識が前面に出るタイプと、プライドが高すぎて批判に傷つきやすいタイプがある。

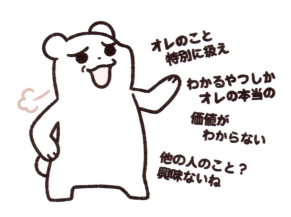

245 反社会性パーソナリティ症

パーソナリティ症

★★☆

悪いことを繰り返す人

関連項目 > サイコパス |249

　ルールを破り人の権利を無視する人のこと。具体的には次のようなものである。

　将来を考えず無計画で衝動的で、自分でも他人でも安全を考えず無謀で、無責任で仕事を安定して続けられず払うべきお金も払わず、よく嘘をついて人を騙し、攻撃的で暴力的で喧嘩や暴力が多く、他人を傷つけたり物を盗んだりし、そのことに無関心で良心の呵責（かしゃく）がなく、法や社会的なルールを守らず何度も逮捕されがち。

　こうした反社会性パーソナリティ症そのものを治そうと自ら受診することはなく、基本的に治療対象にはならない。医療者が関わるとしたら、刑務所や精神鑑定などが多いだろう。

　なお、反社会性パーソナリティ症の重い中核的な存在が「サイコパス」と言える。

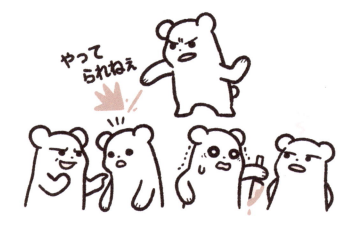

246 こだわりすぎる人

パーソナリティ症

強迫性パーソナリティ症

　厳格な完璧主義で規律などにこだわりすぎるもの。次のような特徴を示す。

　細目、規則、一覧表、順序、構成、予定表にとらわれすぎる。

　完璧主義すぎてレポートが終わらないなど、課題の達成の妨げになる。

　お金に困ってもないのに、仕事と生産性にのめりこみすぎて娯楽や友人関係を犠牲にする。

　道徳、倫理、価値観の点で、過度に誠実で良心的であり融通がきかない。

　感傷的な意味がなくても、使い古した物や価値がない物を捨てられずにいる。

　自分のやり方どおりでないと人に仕事を任せられず、人と一緒に仕事できない。

　お金は将来の破局のために貯えるべきものと考えており、金銭的にケチ。

　薬で治るものではなく、完璧主義的な行動を減らすことに慣らしていけるといいだろう。

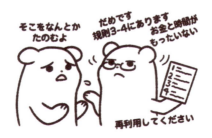

247 回避性パーソナリティ症

パーソナリティ症 ★★☆

不安で人との関係を避ける人

関連項目 > 社交不安症 | 58

　社会的な場面で不安を抱き、人間関係を避けがちな人のこと。特徴を挙げると、人に責められたり拒まれたりするのではないかと心配し続け、恥をかいたり笑われたりすることを恐れて何かと消極的で遠慮がちになり、相手に好かれていると確信できなければ友達や恋人になることを自分からしようとできず、批判されたり拒絶されたりするのを恐れて人と接する仕事を避けがちで、自分は良いところがなくダメで劣った人間だと思い自信がなく引っ込み思案になり、恥をかくかもしれないと思って何かに挑戦すること、何かを始めることに消極的な人のこと。

　対人場面で緊張しすぎる「社交不安症」と関連が強いが、成長するにつれて落ち着いていく傾向にはある。

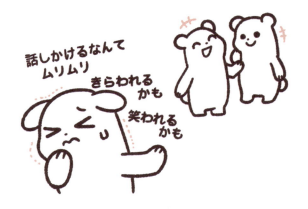

248

パーソナリティ症
★★☆

自信がなくて人に頼る人

依存性パーソナリティ症

　自信がなさすぎて人に依存せずにいられず、その人から見捨てられることを心配し続ける不安が強い人のこと。

　アルコール依存症のような「依存」とはまったく違う。特徴を挙げると、自信がなくて自分の考えで計画も実行もできず、誰かに責任をもってもらわないと、自分の責任では何もできず、誰かに助言や保証をしてもらわないと物事を決められない人。さらに、頼っている人との関係を維持しようと嫌なことでも自分からしようとし、関係を悪くするのを恐れて人の意見に反対できず、頼っていた人を失うと、他に頼る人を必死で探し求め、自分で何もできないと恐れて一人になると不安や無力感を感じ、一人になって何事も自分でしなきゃいけなくなることを恐れている人。

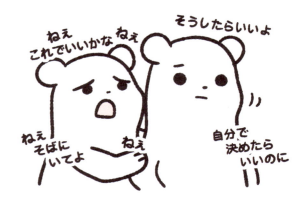

249

パーソナリティ症

恐れず共感せず攻撃に及びがちな人たち

サイコパス

関連項目 > 反社会性パーソナリティ症 | 245

　繰り返される犯罪、攻撃性、表面的な魅力、浅薄な情動、共感性の欠如を特徴とする人格。

　罪悪感が乏しく、脅威刺激への反応が乏しく、危険な行動に及びがちである。また、不快な刺激への衝動的な反応的攻撃が起きやすく、同時に利益を得る目的意識を持った道具的攻撃にも及びがちだ。相手がかわいそうな状況だと頭で理解する認知的共感はできるものの、心に響く情緒的共感が欠如し、自らの攻撃性や犯罪行為にブレーキがかかりづらい。

　基本的には生まれつきの脳の特性によるもので、生い立ちにより同様の傾向を持つようになった人は「ソシオパス」と呼ばれる。

　また、性格特性はサイコパスでも、行動として犯罪傾向がない人は「ホワイトカラーサイコパス」と呼ばれる。

　治療の対象ではなく、医療では扱われない。

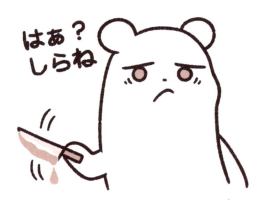

250 パーソナリティ症

感受性が高い人

HSP

「Highly Sensitive Person」の略。一般的に「繊細な人」と呼ばれるような、専門用語で言えば環境感受性が特に高い人のこと。以下の4つが特徴とされる。

① 物事を深く処理する傾向
複数の物事を同時並行でパッと処理するより、ひとつひとつを深く考えることを好む。

② 刺激の受けやすさ
眩しい光や強い臭い、大きな音などに敏感で、強い刺激に圧倒されやすく、強い刺激より繊細なものを好む。

③ 共感的・情動的に反応しやすい傾向
周りの人の気持ちの影響を受けやすく、言い争う場面を見て動揺したり、美術や映画に感動したりしやすい。

④ わずかな環境刺激への気づきやすさ
物事の変化に敏感で、生活の変化を負担に感じる。

HSPは精神医学で用いられる診断名ではなく、あくまで人の持つ傾向を示すものであり、6人に1人ぐらいが該当する。

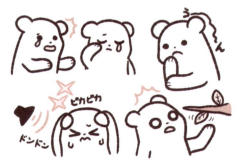

18

認知症

251 物忘れする高齢者

認知症 ★☆☆

アルツハイマー型認知症

認知症の中で最も多いタイプで、いかにも認知症らしい「物忘れ」をしやすいのが特徴だ。

その物忘れは、覚えていたことを忘れるより、新しく物事を覚えるのが苦手な記銘力低下が主だ。そのため、最近の出来事やついさっきのことを覚えていなくても、昔のことはよく覚えていることが多い。

アルツハイマー型認知症は、アミロイドβという異常な蛋白質が徐々に脳に沈着して老人斑を形成し、脳細胞の中にリン酸化タウが凝集した神経原線維変化が生じることで、発症、進行する。

脳の画像検査をすると、アルツハイマー型認知症患者では、記憶に関わる部位である海馬の萎縮が目立つ。

進行を遅らせるコリンエステラーゼ阻害薬などの抗認知症薬が用いられることもあるが、介護によるサポートが重要である。

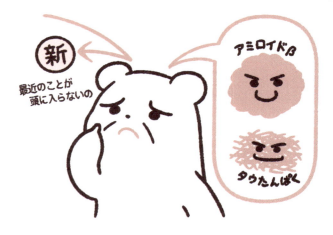

252 幻覚を伴う認知症

認知症

レビー小体型認知症

関連項目 ▶ うつ病（大うつ病性障害）｜1　レム睡眠行動異常症｜155
　　　　　幻覚　｜172

　この認知症の認知機能低下で見られる症状としては、「物忘れ」もあるが、ぼーっとして注意が散漫になり、それが変動するというのが大きな特徴である。

　さらに、動物や虫、人の姿が見えるなどのありありとした幻覚、手が震えたり歩くのが遅くなったりするパーキンソン症候群、便秘や立ちくらみなどの自律神経症状、睡眠中に夢を見ながら行動するレム睡眠行動異常症も生じることがある。

　α-シヌクレインという異常な蛋白質が固まったレビー小体が、脳に蓄積することで引き起こされる神経細胞の変性が原因だ。発症前にうつ病になったり嗅覚が落ちたりすることも多い。

　認知機能の低下を遅らせるコリンエステラーゼ阻害薬、体の動きを良くする抗パーキンソン薬が用いられる。徐々に進行し、介護が必要になる。

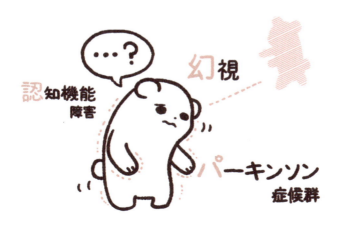

253 血管のトラブルで生じる認知症

認知症

★☆☆

血管性認知症

脳の血管の損傷が原因で生じる認知症のこと。

わりと大きな脳出血や脳梗塞が起きて認知機能障害が残り、階段状に進行するのが教科書的である。ただ、ごく小さな脳血管のトラブルが知らぬ間に繰り返されて徐々に認知機能が低下し、MRIで頭の輪切り画像を見てみたら細かい血管の病変が多数認められるようなケースは多い。

低下する認知機能は、血管病変の場所によってまちまちで均一ではなく「まだら認知症」と呼ばれる。認知機能だけでなく、ほかの運動機能や感覚機能の異常を伴うことが多い。

高血圧、糖尿病、高脂血症、不整脈、喫煙、肥満などが原因となる。起きてしまった認知症は改善しないが、原因に合わせた治療で進行を止めることが望まれる。

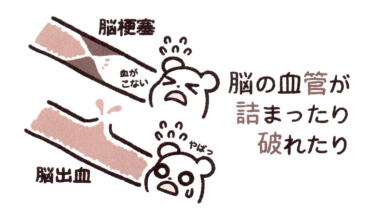

254

認知症

物忘れよりも行動や言葉の異常が出る認知症

ピック病（前頭側頭型認知症）

　脳に「ピック球」ができることが原因のピック病は、前頭側頭型認知症の大半を占める。行動に異常が出るタイプと言語障害が生じるタイプがあり、以下のような症状が見られる。

　無気力、無関心。
　質問に真剣に取り組まない考え不精。
　悪気なく万引きや不適切な発言に及ぶ脱抑制。
　診察室から勝手に出ていく立ち去り行動。
　共感性を欠く人格変化。
　食の好みが変わり同じものばかり食べる食行動の変化。
　同じルートを同じ時間に出歩く周遊。
　決まった時間に決まった行動をとる時刻表的行動。
　同じ言葉を言い続ける「滞続言語」や、同じ内容の話を繰り返す「オルゴール時計症状」といった常同性。

　ほかの認知症とは違い、前頭側頭型認知症は物忘れや道迷いが出づらい。多くが70歳までと、認知症としては比較的若年で発症する。

255 仮性認知症

認知症 — うつ病などでなる認知症

★☆☆

関連項目 ▶ うつ病（大うつ病性障害）| 1　アルツハイマー型認知症 | 251
レビー小体型認知症 | 252　血管性認知症 | 253

　アルツハイマー型やレビー小体型、血管性などの器質的な病変が主の認知症と違って、脳の変性や血管の病変がないのに機能的な認知機能低下が生じるもの。「偽認知症」とも呼ばれる。その代表格がうつ病によるものである。

　うつ病では思考力が低下し認知機能が落ちるが、高齢者の場合だと認知症の状態が生じる。一般的に器質的な認知症は回復できないが、うつ病による仮性認知症であれば、うつ病を治せば回復しうる。

　一方、器質的な認知症でも、多くがその初期にうつ病のような状態を伴い、鑑別が難しいこともある。そのため、認知症の高齢者を見たときに、「うつ病性仮性認知症かもしれない」という視点を持つことは大切である。

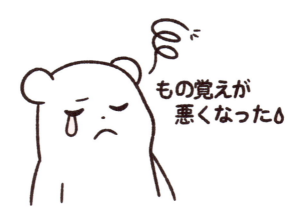

256

認知症

物忘れ＋失禁＋歩行障害が手術で治る認知症

正常圧水頭症

脳の周りを流れる液体である脳脊髄液の圧が、流れや吸収の問題によって、正常範囲でありながらわずかに高い状態が続き、脳脊髄液が溜まる空間である脳室がゆっくり広がり脳に問題が出るもの。

認知症、歩行障害、尿失禁の３つの症状が見られる。

高齢で生じやすく、一般的な認知症だと勘違いされがち。

頭部をMRIで撮影してみると、脳室が拡大し、いわゆる脳のシワである脳溝が脳の下のほうで広がり、上のほうではギュッと詰まっているのが特徴。要するに、脳脊髄液の溜まり方に異常がある。

背中から針を刺し脳脊髄液を抜くことで症状が一時的に軽快するなら、脳脊髄液を腹部などに流す管を入れるシャント術を脳神経外科で受ければ良くなりうる。手術で治るかもしれない認知症である。

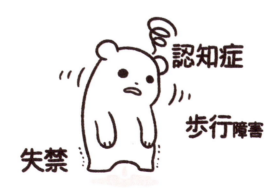

| 257 | 一時的な記憶障害を起こすてんかん |

認知症

一過性てんかん性健忘

「Transient epileptic amnesia」の頭文字をとって「TEA」と呼ばれる。

一般的にてんかんには、意識を失い手足をガクガクさせるイメージがあるが、TEAでは意識は失わず、一時的な物忘れが生じるだけというもの。ある時間・期間の記憶がすっぽり抜ける「逆行性健忘」や、同じ質問を何度もするような物覚えが悪い「前向性健忘」が生じる。

そんなことが、数時間だったり数日間だったり生じる。

50代以降や高齢での発症が多く、男性に多いが女性でもなりうる。

脳波検査で異常が見つかれば診断できるが、異常な波が見つからないTEAもあるのが悩ましいところ。治療には抗てんかん薬が用いられる。

高齢者では認知症と誤診されがちなので注意が必要だ。

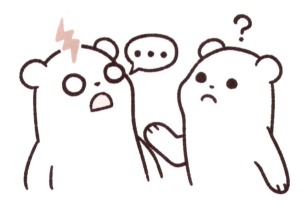

258 高次脳機能障害

脳のダメージで生じる脳機能の障害

認知症

関連項目 ▶ 幻覚 |172　妄想 |173　感情鈍麻 |181

　大脳皮質には、運動野や感覚野といったシンプルな機能を持つ一次野と、さまざまな情報を統合し、判断、記憶、指令を出すといった高度な機能を持つ連合野がある。その連合野の機能が「高次脳機能」と呼ばれる。

　この高次脳機能に、脳梗塞、脳出血、クモ膜下出血、そのほか外傷性脳損傷、脳腫瘍、感染症、脳炎などさまざまな原因で問題が生じるのが高次脳機能障害である。

　症状としては、失語、失行、失認といったものから、記憶・注意・意欲の障害、感情障害（感情鈍麻）、幻覚・妄想、判断力の障害、問題解決能力の障害、行動異常などまで、ダメージを受けた部位によってさまざまである。

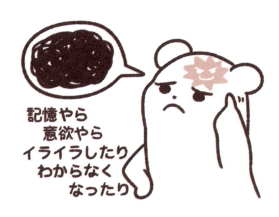

259 認知症

頑固で落ち着かない特殊な認知症

嗜銀顆粒性認知症
しぎんかりゅう

関連項目 > アルツハイマー型認知症 | 251

　認知症の一種で、物忘れが多く、アルツハイマー型認知症と診断されることが多いもの。ただし、物忘れの進行はアルツハイマー型認知症よりもゆっくりした傾向があり、頑固になったり、怒りっぽくなったりすることが多いのが特徴である。

　特殊な染め方で脳の組織を見てみると、嗜銀顆粒という物質が認められる。嗜銀顆粒さえ見つかれば確定診断ができるが、脳を切り取って行う検査であり、生きている間は不可能。そのため、頭部MRIなどの画像を見て診断が試みられる。

　コリンエステラーゼ阻害薬は、ほかの認知症のようには効かない。周囲の助けや環境の工夫で対応せざるをえない。

260 認知症

時間と場所と人物の認識

失見当識

関連項目 > せん妄 | 137

　今がいつか、自分がどこにいるのか、相手が誰かといった、主に「時間」「場所」「人物」の3つについて判断する能力「見当識」が障害されたり、失われたりするもの。「見当識障害」とも言う。

　認知症やせん妄などで生じることが多い。認知症では、時間→場所→人物の順に障害されるのが典型的。

　時間の見当識障害では、日付がわからなくなることが多いが、

今が何時ぐらいかの感覚も失われ真夜中に行動することもある。

場所の見当識が障害されると、自分が入所している介護施設で仕事をしようとしたり、家のトイレの場所がわからなくなったりする。

人物の見当識障害では、つきそう家族のことや目の前にいる相手のこともわからなくなる。失見当識によりその場がわからず混乱が生じがち。

261 認知症

物忘れを隠す認知症の症状

とりつくろい反応

関連項目 > アルツハイマー型認知症|251

今日の日付や曜日について問われた際に「さっきまで覚えていたけれど、急に聞かれたから忘れちゃった」「仕事を辞めてからは曜日と関係ない生活をしているから覚えていない」などと言い訳したり、何か質問されたときに「急にそんなことを聞かれても困っちゃう」「そういう話は嫌い」などとはぐらかしたりして、物忘れを隠そうとするもの。

認知症の中でも特にアルツハイマー型で多く見られる。アルツハイマー型では、記憶の能力は早期から低下しても、思考は比較的保たれ羞恥心は残るため、物忘れを隠そうとして生じると考えられている。

262 認知症

会話中、周りに助けを求める認知症の症状

ヘッドターニングサイン

関連項目 ▶ アルツハイマー型認知症 | 251

　認知症の人が何か答えられない質問をされたときに、代わりに答えてもらおう、ヒントをもらおうとして、家族など近くの人のほうを振り向く現象のこと。「振り返り現象」とも言われる。
　特に**アルツハイマー型認知症**の人に多く、早期から記憶力が低下しても、思考力が比較的保たれているため、記憶にないことを問われた際に、とっさに家族などをうまく活用しようとする反応が出ているものと考えられる。その人を頼ろうと思えるだけの信頼関係があって生じる。アルツハイマー型認知症は女性に多いが、振り返り現象は特に女性に多い。

263 認知症

涙があふれるなど気持ちの暴走

感情失禁

　些細（ささい）な刺激で感情が揺れ動きやすい「感情不安定性」が強く、感情の制御が困難で、感情があふれ出している状態のこと。「情動失禁」とも言う。日常的な小さな物事をひどく悲しんで泣いたり、食事の時間だと声をかけただけでも「ほんと、ありがたいねぇ」と涙があふれたり、小さな行き違いで怒り出して怒鳴ったり、たわいもないジョークで笑い転げたりする。
　「泣くことイコール感情失禁」と誤解している医療者もいるが、

それは間違い。とはいえ、臨床でよく扱うのは泣くことではある。

主に脳の器質的障害や認知症で扱われることが多い用語。反対に感情反応が起こりにくい状態は「情性欠如」と言う。

264 認知症

夕方になると落ち着かなくなる認知症の症状

夕暮れ症候群

関連項目 ▶ 概日リズム睡眠・覚醒障害 | 148

認知症の人に起きるもので、夕方から夜にかけて、不安、ソワソワする焦燥、イライラ、不穏が生じる。英語で「Sundowning Syndrome」。「日没症候群」「たそがれ症候群」とも呼ばれる。

施設で「家に帰る」と言い出したり、家にいるのに「家に帰る」とどこかに行こうとしたりしがち。家庭でも、医療や介護の場でも、本人をサポートする側にとって大きな負担となりうる。

そもそも認知症が背景にあることに加え、暗くなってきて目から入る刺激が減る感覚遮断、老化に伴い睡眠が安定しなくなる睡眠障害、朝昼夜という時間を脳が捉えきれない概日リズム障害、施設に入所することによる環境への不適応など、さまざまな要因で生じていると考えられる。

265 思った言葉が出てこない失語

認知症

喚語困難

　言葉を発する能力はあるはずなのに、物の名前を言えないもの。「語想起障害」とも呼ばれる。たとえば「魚の名前をたくさん挙げてください」と言われたとき、魚のことは思い浮かんでも「サケ、サバ、タイ、金魚……」などの語列挙ができない。会話をしていても、目的とする言葉を思い出せずに困ることになる。目の前にある物の名前を言う視覚性呼称に障害が生じる。

　喚語困難に限らず、言葉が出ずにコミュニケーションに困るのが失語症で、主に高齢者に生じやすい。

266 間違った言葉が出てくる失語

認知症

錯語

　話すときに、たとえば、ミカンのことを言おうとしてリンゴと言ってしまうような、本来の言葉ではなく別の言葉が出てしまうものを「語性錯語」と言う。

　また、ミカンのことを言おうとしてモカンと言ってしまう「置換」や、カミンと言ってしまう「転置」により、本来とは違った音を言ってしまうのは「音韻性錯語／字性錯語」と呼ばれる。

　語性錯語と音韻性錯語が合わさり、もはや意味不明の言葉になることもあり、それは「新造語」と呼ばれる。

錯語に限らず、言葉が出ずにコミュニケーションに困るのが失語症で、主に高齢者に生じやすい。

267
認知症
★★★

テレビの中を現実と混同する認知症の症状

TV徴候

関連項目 ▶ 鏡徴候　　|268

テレビの中の人物や場面を現実と混同するもの。認知症が進行することで生じる。

テレビの中の人に話しかけたり、テレビの中の人に失礼だからと家族を静かにさせたり、テレビの中の出来事を実際の出来事とみなしたりする。健康な人がテレビの内容にコメントするレベルではなく、テレビの中と現実の差がつかなくなっている。

似たものに鏡の中の自分に話しかける「鏡徴候」がある。鏡徴候は等身大かつ立体の姿を人だと思うのに対し、TV徴候は小さな平面の姿を人だと思う点で、より重いと言えるかもしれない。

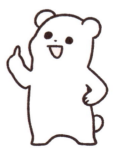

ただテレビに没頭しているものではなく、テレビの中のことを誤って現実と混同するのは認知症ならではですね

268 鏡徴候

認知症 ★★★

認知症で鏡の中の自分に話しかける現象

関連項目 > TV徴候 | 267

　鏡に映る自分の姿を第三者だと認知するもの。鏡の中の自分の姿に話しかけたり、鏡の中の自分に物を渡そうとしたり、自分の姿に向かって怒ったりする。その姿が見えなくなると「あの人はどこ行ったの？」と探し、鏡の前に来て鏡の中の姿を見て「あらやだ、探したわよ」と言ったりする。

　普段から当たり前に使っている鏡だが、自分が映っていると理解できるのは「自己鏡像認知」という高度な認知機能による。認知症が進行すると鏡像認知障害が生じ、鏡の機能の理解が損なわれ、鏡の中の姿が自分そのものであることに気づかずに鏡徴候が生じる。

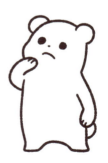

鏡に対する野生動物の反応を見てもわかるように、鏡というものの理解には高度な認知の機能が必要なんですね

269 幻の同居人

家の中に誰かがいると思う認知症の症状

認知症
★★☆

関連項目 ▶ 幻覚 |172 ▶ 妄想 |173 ▶ レビー小体型認知症 |252

　家の中に見知らぬ誰かが住み込んでいると思い込むこと。「家の中に知らない人がいるようだ」「屋根裏に誰か住み込んでいて困る」「家に来ているあの男はいつ帰るんだ」などと言ったりする。

　基本的に、一時的ではなく持続するもので、その存在に悪意を感じたり、迷惑に思ったりすることが多い。一方で、その人の分の食事を用意するなど、同居者として受け入れている人もいる。

　実際にはいないはずの人の存在を確信するという点で妄想の類と扱われるが、すっと横切る人影を見るなど幻覚としての要素もありうる。

　レビー小体型認知症やパーキンソン病で引き起こされることが多い。

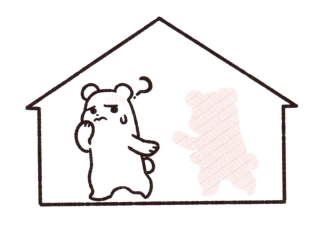

270 病的なジョークが止まらないモリア

認知症 ★★★

ふざけ症

　状況に合わせた適切な行動ができず、子どもじみた行動をとり、不適切な冗談を言ってしまうもの。

　不適切に陽気すぎる「モリア」もほぼ同じ意味だ。

　ダジャレや下品なジョーク、人種や容姿などを扱った不適切なジョークを言ってしまったり、大事な会議やお葬式など不適切な場で冗談を言ってしまったりする。あまりに冗談を言い続け、周囲の人が疲れきってしまうこともある。

　ほかの人のジョークを面白がるのではなく、あくまで自分が面白いと思ったジョークが抑えられずに次々に出てくる。

　神経変性疾患や脳血管障害などにより、自分の行動を制御する前頭葉の機能が損なわれることで生じる。

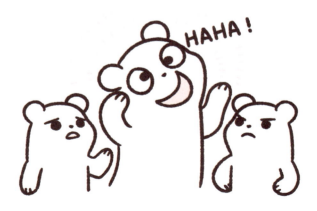

271

認知症

顔を見ても誰かわからないこと

相貌失認

家族や知人、著名人など、知っているはずの人の顔を見ても、その人が誰かを認識できない状態のこと。

その人を知らないわけではなく、顔が認識できないだけなので、特徴的な髪形や服装、声などの手がかりがあると認識できることもあるが、社会生活では困難を伴う。

原因としては、見る向きによって異なる立体的な顔の構造を把握する知覚機能の障害や、見た顔を記憶にある人物と結び付けておく連合機能の障害によって生じると考えられている。

また、脳の右後頭葉の障害で生じることがあり、中には生まれつきの問題である「発達性相貌失認」の人もいる。

知っているはずの場所がわからなくなる「地誌的失見当」「街並失認」が併存することが多い。

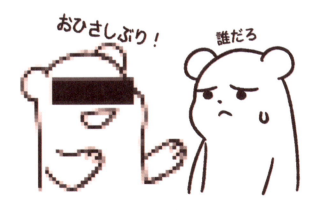

272 ゴミ屋敷に住む老人

認知症

ディオゲネス症候群

★★★

関連項目 ▶ 統合失調症 |170 妄想症 |211
ピック病（前頭側頭型認知症）|254

　一言で言うなら、ゴミ屋敷に住む老人のこと。「老年期隠遁症候群」とも呼ばれる。

　健康や衛生に無頓着で不潔な生活を送るようになり、物をためこみ家の中が物であふれている。人との関わりを断って過ごすものであり、自らの生活を恥ずかしく思っていると同時に、他者との関係に無関心でもある。

　統合失調症や**妄想症**、気分障害、**ピック病**などを背景に生じるものもあるが、特にほかの精神障害がなく生じるものもある。

　犬儒学派と呼ばれる自然の生活を重んじる思想を持ち、欲を抑えて社会から離れ樽の中で暮らしたギリシャの哲学者、ディオゲネスという人物がその名の由来。

　町で見かけるゴミ屋敷の住人は、もしかしたらディオゲネス症候群かもしれない。

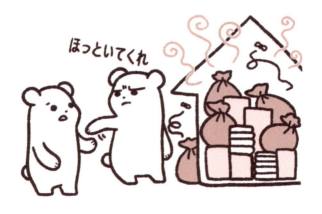

273 物盗られ妄想

認知症 ★☆☆

盗まれたと怒る認知症の症状

関連項目 ▶ アルツハイマー型認知症 | 251

　アルツハイマー型を主とした認知症の人が、家の中の物を誰かに盗まれると訴えるもの。

　認知症の行動・心理症状（BPSD）のひとつで、身の周りの物をなくしてしまうほどの認知機能の障害が存在すると同時に、身の周りの物がなくなったと気づく程度には認知機能が保たれているような認知症の初期の頃に生じる。

　認知機能は低下しても、まだ自尊心は低下していないため、物の紛失の原因が自分だとは受け入れられず泥棒のせいだと思いたがる結果と考えられる。

　また、難聴や視力障害を伴う高齢者、一人暮らしの高齢者は、家の中に誰かが入ってきても気づけないのではないかと普段から不安を抱き、妄想的な世界におちいりがちで、物盗られ妄想も生じやすい。

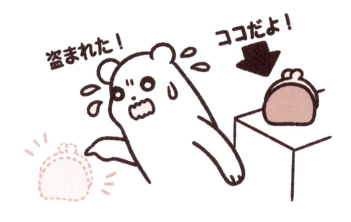

274 見えたかもしれない何かの幻覚

認知症

過ぎ去り幻覚

関連項目 ▶ 実体的意識性 |217 レビー小体型認知症 |252 幻の同居人 |269

　人、動物、物、影など何かが、自分の横、視野のギリギリのところを一瞬チラリと過ぎ去ったように見えるが、「ん！ 何だ?」とちゃんと続きを見ようとしても何もないもの。

　主に高齢者で生じる、「動き」の感覚が亢進している錯視で、**レビー小体型認知症**やパーキンソン病で見られることが多い。

　過ぎ去り幻覚、**実体的意識性**、錯視の3つは「軽症幻覚」と呼ばれる。

　病気とまでいかなくても、「ん？ 何か見えた?」くらいに感じることは多くの人が経験しているはずだ。

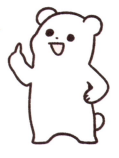

ふと何かが見えた気がするけど
よく探しても何も見えない……
そんな体験を繰り返すと幻の同居人
に発展しやすいといいます

275 オセロ症候群（嫉妬妄想）

認知症 ★★★

夫や妻が浮気してると思い込む妄想

関連項目 > アルコール依存症 | 82　統合失調症 | 170　妄想 | 173
妄想症 | 211　アルツハイマー型認知症 | 251

　配偶者すなわち夫や妻が、浮気をしていると思い込む妄想のこと。どちらかといえば男性に多いが男女ともにあり、中年期以降に発症することが多い。他者への暴力行為や自傷行為に繋がりかねないため注意が必要だ。

　妄想症や統合失調症、アルツハイマー型認知症、アルコール依存症など、さまざまな病気を背景に生じうる。

　相手は元気なのに自分は健康が損なわれているという、配偶者との健康格差があると起きやすいと言われる。シェイクスピアが書いた悲劇「オセロ」の、妻の浮気を疑ったストーリーがその名の由来である。

> しばしば高齢の夫婦の間で問題になるものですが、老年期になっても性的なことに思い悩むことに人間の生や愛の深淵を感じますね

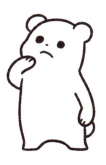

276 カプグラ症候群

家族がニセモノだと思う妄想

認知症 ★★★

関連項目 ▶ 統合失調症 |170 妄想 |173 妄想症 |211 レビー小体型認知症 |252 フレゴリの錯覚 |277

　妄想性人物誤認と呼ばれる妄想のひとつで、身近な人について、見た目がそっくりの別人にすり替わっているのではないかと思い込むもの。「替え玉妄想」とも呼ばれる。フランスの精神科医ジョセフ・カプグラがその名の由来。

　レビー小体型の認知症で生じやすく、統合失調症、妄想症、脳の器質性の障害などでも生じる可能性がある。

　既知の人を未知の誰かと思い込むカプグラ症候群に対して、未知の人を既知の人だと思い込むのがフレゴリの錯覚である。

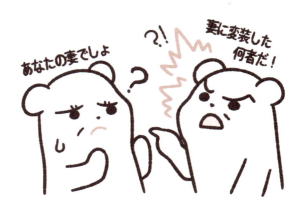

277 「変装してる?」と思う妄想

認知症

フレゴリの錯覚

★★★

関連項目 ▶ 統合失調症 |170 妄想 |173 妄想症 |211
レビー小体型認知症 |252

　妄想性人物誤認と呼ばれる妄想のひとつで、誰か特定の人が、さまざまな姿に変装して自分の前に現れていると確信するもの。

　レオポルド・フレゴリという、素早く着替えて1人で何役もこなした俳優の名が由来。「フレゴリ症候群」とも呼ばれる。

　「さっき見たスーツの男性は変装したマイケルじゃないか。その後すれ違った女性も変装したマイケルだったに違いない。そこにいる老人も変装したマイケルじゃないか。あっちの子どもは……」といった具合だ。レビー小体型の認知症に生じやすく、統合失調症や妄想症、脳の器質的異常などでも生じる可能性がある。

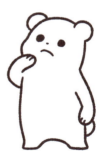

> フレゴリの錯覚は、しばしば被害妄想に発展するもので、本人からすると恐ろしい体験でしょう

278 接触欠損パラノイド

孤独な高齢者に生じる妄想

認知症

関連項目 › 妄想　|173

　高齢者に生じる妄想状態のひとつ。妻や夫を亡くしたり離婚したりするなど、孤独な状況で老年期を迎えたときに生じる。男性よりも女性に多いと言われる。

　妄想の内容としては、家に誰かが入っている、家に毒を散布されている、家の中の物を盗まれるといったものが多く、「家と外界との境界が侵害される不安」と解釈されている。幻聴が聞こえたり、「電波が体に当たってピリピリする」といった体感幻覚を伴ったりすることもある。薬物での治療も試みられるだろうし、孤立が解消されると良くなりやすいと言われるが、なかなか難しい。

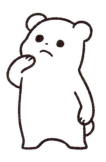

力が衰え、孤独に過ごす不安が妄想に発展することもあるものです

19

性 の 多 様 性

279 身体的な性別と性自認の不一致

性的多様性

性別違和（性同一性障害）

　生まれ持った身体的性別と、いわゆる心の性別（性自認/性同一性）が一致しない状態のこと。生まれ持った身体が男性なのに心が女性、または、その逆を指す。

　自分の身体に違和感を覚え、性自認に合う身体を望み、性自認に合う服装や髪型、名前を好み、性自認に合った扱われ方を望むもの。

　ほぼ同じ意味の言葉に「トランスジェンダー」がある。

　その困り事を医療で扱う上での病名が性別違和/性同一性障害で、身体の性別に性自認を合わせる治療を目指さず、その苦悩に対するカウンセリングや、性自認に合わせた身体に近づけるホルモン療法や外科手術が行われる。

　一方、トランスジェンダーは、身体的な性と性自認の不一致は世の中にある多様性のひとつで異常ではないとする立場で使う用語だ。セクシャルマイノリティとして、主に扱われる表現「LGBT」の中の「T」にあたる。

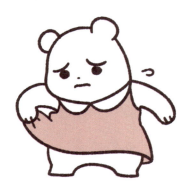

280 同性愛

性的多様性

性指向の違い

関連項目 ▶ 性別違和（性同一性障害）｜279

　セクシャルマイノリティとして主に扱われる表現「LGBT」の中の「LGB」は性指向、すなわちどの性別を性的な対象とするかの概念である。

　それぞれ、「L」はレズビアンで女性でありながら女性を性的な対象とする人、「G」はゲイで男性でありながら男性を性的な対象とする人、「B」はバイセクシャルで男性でも女性でも性的な対象とする人のことを指す。

　このとき、基本的に身体的な性ではなく性自認をもとに考える。たとえば、生まれ持った身体は女性だけれど性自認が男性の**性別違和**の人がいたとして、その人が女性を性的な対象とするのは同性愛ではない。

　昔の精神科の診断基準では同性愛は精神障害のひとつだったが、最近では精神障害ではなく多様性のひとつと扱われている。

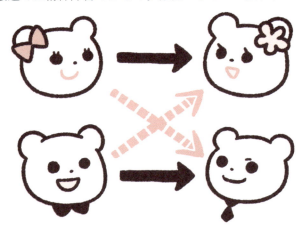

20

その他

281 想定される原因の分類

その他

内因性/心因性/外因性

関連項目 ▶ うつ病（大うつ病性障害） | 1　双極症（双極性障害） | 10
適応反応症（適応障害） | 25　症状精神病 | 134
せん妄 | 137　統合失調症 | 170

　想定される原因による精神障害の分類に用いられる用語。

　内因性は、脳画像や血液検査で異常はないが、脳の生物学的な要因が想定される精神障害で、統合失調症や双極症、重いうつ病などが挙げられる。

　心因性は、その人の心理的要因や環境の問題などを背景に、ストレスや不安、葛藤などで生じていると想定される精神障害で、適応反応症、軽いうつ病などが挙げられる。

　外因性は、脳の病気や傷害、体の病気、物質の作用などで生じるもので、甲状腺機能低下症などのさまざまな身体疾患で精神症状が生じる症状精神病、せん妄、覚せい剤による精神障害などが挙げられる。

　外因性なら身体的原因の治療、心因性なら精神療法/カウンセリング、内因性なら薬物治療の対象になる。

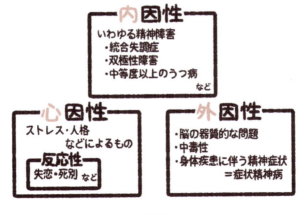

282 治療的関係に生じるもの

その他

陽性転移と陰性転移

「転移」とは、主に精神科での治療やカウンセリングの場における関係についての精神分析理論に基づく用語で、患者/クライエントが過去に関わった他者に対する欲求や葛藤、感情、態度などが、そのときの医師などの医療者/セラピストに対して無意識に向けられることである。

尊敬する、親しみを持つ、好きになる、理想化するなどポジティブな内容の陽性転移と、不信感を抱く、軽蔑する、拒絶する、攻撃的な態度になるなどネガティブな内容の陰性転移がある。

医師など医療者/セラピストが、患者/クライエントに対して抱くものは「逆転移」と呼ばれる。自らに生じる逆転移を通して相手への理解が深まる可能性もあるとはいえ、中立性には注意が必要となる。

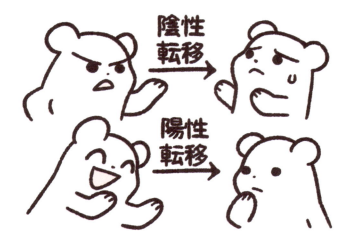

283 エディプス・コンプレックス

その他　両親に対する愛憎に伴う葛藤

★☆☆

　男性は心の奥底で、母親に対して性的な愛情を、父親に対して憎しみを抱いており、近親相姦的な葛藤が無意識の心理に普遍的に存在していると考える精神分析的な理論。

　そこには、母親に性的愛情を抱く自分が父親によって去勢され排除されるのではないかという「去勢不安」を伴っていると考えられている。

　父親を殺して母親と結ばれると予言され、それを避けようとしていたのにその通りになってしまった、ギリシャの悲劇「エディプス王」がその名の由来だ。

　一方、女性が母親に憎しみを、父親に愛情を抱くとするのが「エレクトラ・コンプレックス」である。

　なお、ここで言うコンプレックスとは複合体のことであり、複数の心理的要素が一塊をなしていることを指している。

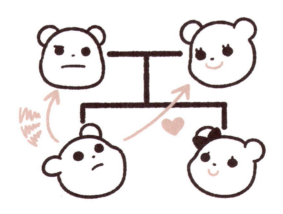

284 アニミズム

その他 ★★☆

無生物に感じる魂

　発達心理学で扱われるアニミズムは、幼児が無生物も生きていると認識することを指す。

　幼児はよく、「お花が笑っている」「おひさまが見ている」などと思うが、成長の中で、動く物だけを生きていると認識する段階を経て、やがて生物と無生物を適切に区分できるようになる。

　一方、文化的な側面からするとアニミズムは幼児だけのものではなく、「自然物にも霊魂の存在を認める」といった受け止め方のことも指す。

　歴史的に西欧文化では魂は人だけに存在すると考えられていたのに対し、日本を含む東洋の文化では、人も獣も同等に霊魂があり、その流れで自然物にも霊魂が宿りうると考えられていた点で文化的な差であるとも言える。

　そんな中、環境問題や動物愛護に力を入れるようになった欧米にはアニミズム的な考えが浸透したとする解釈もある。

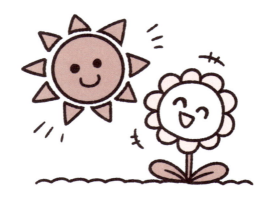

285 精神障害と責任能力

その他 ★★☆

心神喪失/心神耗弱

　病名ではなく、事件が起きた際の責任能力の程度を言い表したもの。

　刑事事件や民事事件があった際、精神障害の影響が疑われると、裁判官、検察官、弁護士などの請求を受け、主に精神科医による精神鑑定が行われる。

　そこでは、物事の良い/悪いを判断する弁識能力と、その判断に基づいた行動をとる制御能力が鑑定される。

　その結果は、精神障害の影響があまりに大きくその個人の責任を問える状態にない「心神喪失」、精神障害の影響があり個人の責任を減じて考えるべき「心神耗弱」、精神障害がない、または、精神障害があっても個人の責任を問うべき「完全責任能力」の3つで言い表される。

　重大犯罪が心神喪失で無罪と判断されたとき、世の中の人は「無罪」という言葉に戸惑うが、実際には多くがその犯罪を引き起こした精神障害の十分な治療のための医療観察法に基づく入院が命じられ自ら起こした犯罪と向きあい、再発防止に取り組むこととなる。

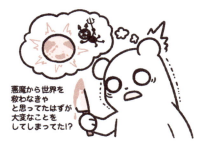

286 見たことある気がする

その他

デジャブ

　そのとき見ているものについて、いつだかはわからないけれど過去に見たことがあるように感じること。「既視感」とも言う。

　デジャブが生じる原因については、過去の体験と現在の体験の類似性から誤認している、すでに知っていても注意を向けていなかった物事に初めて注意を向けたときに起きる、物事に対する「知っている/知らない」の判断の誤りにより初めての体験でも「すでに知っていた」と脳が誤動作している、といった仮説がある。

　これ自体は病気ではなく、若い人、教育水準が高い人、旅行によく行く人に多いと言われる。

　逆に、すでに見たこと聞いたことがあり、知っているはずなのに、初めて見たり聞いたりしたように感じるのは「メジャブ/未視感」と呼ばれる。

> デジャブも皆さん、一回や二回くらいなら経験があるかも？

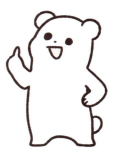

287 その他

2つの気持ちを同時に抱く両価性

アンビバレンス

関連項目 > ブロイラーの4つのA | 178

　ひとつの対象に対し、たとえば愛情と憎しみ、尊敬と軽蔑など相反する感情や態度が同時に存在していること。「両価性」とも言う。その存在は、葛藤をもたらす。

　精神分析的に心を解釈する際に用いられることもある言葉であると同時に、統合失調症についてブロイラーが提唱する「4つのA」のひとつにも含まれている。たとえば、喋ろうとしながら喋れず固まっているようなことも、アンビバレンスのひとつとされている。

　軽いアンビバレンスであれば、誰にでも日常的に存在しうる。

「好きなんだけど、でも嫌い」みたいな気持ちになることって、人生のどこかで経験しているはず

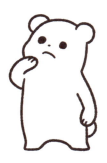

288 自分の気持ちに気づけないこと

その他

アレキシサイミア

関連項目 ▸ うつ病（大うつ病性障害）| 1　自閉スペクトラム症 | 102
心身症 | 136　陽性症状と陰性症状 | 171

　自分で自分の悲しさ、不安、怒りなどを十分に自覚できていない、感情や情緒の認知・表現が困難な状態のこと。「失感情症」とも呼ばれる。

　原因としては、自閉スペクトラム症、うつ病、不安症、統合失調症の陰性症状、脳の老化、遺伝的要因など、さまざまな背景があって引き起こされる。

　感情を理解できず、他者とのコミュニケーションに困難が生じ、孤立感や不安感を引き起こすこともある。

　精神的問題から生じる身体的問題、すなわち心身症との関連が昔から語られており、自分自身の感情を理解できず、ストレスや不快感などにうまく対処できず、身体的な症状が生じたり、本来は精神的な問題が身体的な問題として認識されたりもする。

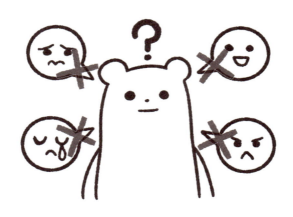

289 繰り返し考え続ける不健全な思考

その他 ★★★

反芻思考（はんすう）

　同じ物事について何度も繰り返し考える反復的な思考のこと。

　楽しいことを思い返すなら健全であり、過去の失敗体験だったとしても原因を思い返して今後に活かすなら建設的だ。

　一方、よく問題になる反芻思考は不健全・非建設的なものである。

　制御不能で、多くは過去のつらい経験を繰り返し思い出したり、思い悩んでいることについて原因や対処法について考えたりし続ける。

　考えようとしていなくてもとらわれるような「受動性」や、考えたくないと思っても、あるいはほかの物事を考えているときでも思い浮かぶ「侵入性」を伴う。

　その内容は強迫的な思考だったり、トラウマへのとらわれだったり、不安や抑うつに関わるものだったりする。

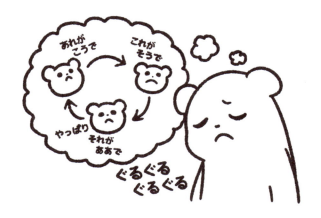

290 その他 ★★★

弱者が強者に抱く気持ち

ルサンチマン

　病気ではないが人に生じうる心の状態。哲学者のニーチェは、「弱者が敵わない強者に対して抱く、憤り・怨恨・憎悪・非難・嫉妬」と説明している。

　強い立場の人たちに打ち勝ちたいと望みつつ叶わない無力感や、強者に対する羨望、妬み、憎悪を抱く一方、強い立場の人たちを否定し、弱い立場の自分を正当化しようと試みる。

　場合によっては、その人や集団に、清貧や謙虚、従順を美徳とする弱者を肯定する価値観が生じる。

　人によっては、他者への攻撃性として現れ、社会的弱者を自覚する人による無差別な暴力・殺人といった事件に発展することもありうる。

291 医師と患者の多重関係

その他

転移性恋愛

　医療やカウンセリングの場で、患者/クライエントと医師などの医療者/セラピストの、病気の治療や心理的な問題の解決のために築いたはずの関係が、恋愛関係におちいってしまうこと。

　医療者と患者といった治療関係と同時並行し、恋人同士の関係など別の関係があることは「多重関係」と呼ばれる。

　転移性恋愛や多重関係があれば、公平性、公正性、中立性、権威性、客観性などが損なわれ、医療者から指導すべきことを指導できなくなったり、患者側から心の内面を打ち明けられなくなったりするなど、医療やカウンセリングに混乱を招く。

　医療者と患者などの恋愛について禁止する法律は日本にないが、複数のガイドラインで非倫理的だと注意喚起されている。

292 学校に行けないこと

その他

不登校

関連項目 > 発達障害　|101

　登校しない、または登校できない長期欠席のひとつ。かつては「学校恐怖症」「登校拒否」と呼ばれたこともある。

　文部科学省により30日以上の欠席に関して統計がとられており、身体的な病気や怪我での入院や通院、自宅療養、経済的問題は除外される。不登校それ自体は精神障害ではない。

親や家から離れることに不安を感じる、人と接することに不安を感じる、登校しようとすると体調が悪くなる、昼夜逆転などの生活のリズムの問題がある、発達障害などで学校生活になじめない、イジメに遭って学校を避ける、家庭内の問題で学校どころではないなど、不登校におちいる原因はさまざまだ。

できれば登校の再開を、無理ならば学校に限らずフリースクールや塾、動画など、学ぶ場を見つけたいものである。

293 社会に出られないこと

その他

ひきこもり

社会的な接触や活動のほとんどを回避し、主に家にい続けること。厚生労働省の研究班は、6ヶ月以上家にい続ける状態と定義している。家から一歩も出ない人も、人と会うわけではない買い物程度の外出ならする人もいる。

ひきこもり自体は精神障害ではないが、気分の落ち込みや不安、妄想など、何らかの精神障害によりひきこもりになることもある。また、精神障害でなかった人も、ひきこもりになることで、その状況に思い悩み、将来に不安や焦りを抱え、生活リズムが乱れるなどして精神的に病むことも多い。

人とのコミュニケーションの問題や、集団生活の困難さ、イジメなどのつらい体験といったさまざまなことが引き金になる。

294 その他

毒親のもとで育った人の生きづらさ
アダルトチルドレン

関連項目 > アルコール依存症｜82

親子関係に由来する生きづらさを自覚する人のこと。

本来はアルコール依存症の親を持ち、アルコール依存症で混乱した家庭を支え、いい子として育った人に生じる生きづらさを言い表す語だったが、対象が拡大され、毒親と呼ばれる親としての機能に問題のある親のもとで育った、生きづらさを抱えた人を指すようになった。

自分の苦しみは、自分のせいではなく育った家庭のせいだったと思える免責性の魅力が、この概念を普及させた。

自分の問題を、いわゆる毒親のせいにする他責性にもとらわれず、「あのときは親も自分もしょうがなかった」と思えたら一歩前進したと言えるだろう。医師の診断によるものではなく、自らをそうだと受け入れ自認する言葉である。

> その大変だった過去を踏まえたうえで、今をより良く生きられるようになるといいですね

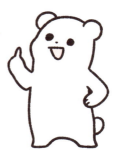

295 親を世話する子

その他

ヤングケアラー

関連項目 ▶ アルコール依存症 | 82

　精神障害や身体的問題、薬物や**アルコールの依存**など、ケアを要する親のもとで暮らし、親の代わりに家事をこなし、親を世話し、親の心を支えるという役割を負わざるをえなかった子ども、あるいは、そんな子ども時代を過ごした人のこと。

　鍛えられて、周りよりも成熟して頑張り屋にはなるかもしれないが、遊びの時間はもちろん、勉強の時間も損なわれがち。子どもとして甘え、情緒的に支えられる経験が乏しく、精神的な健康を損ねかねず、成人してからも自己否定や劣等感を抱えるなどさまざまな問題を抱えがち。子どもの頃からつらい状況に置かれ続け、自分のつらさに気づきにくくなりがち。世話する側に回り続け、人に頼ることが苦手になりがちである。

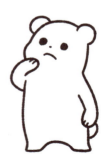

親のケアをする側に回らざるをえなくなっている子どもに、周りが気づいてあげたいものですね

296 青い鳥症候群

その他 ★★★

納得する理想を求めて人生を迷う人

　現実に満足せず理想を求めてしまう状態。チルチルとミチルが幸せの青い鳥を探し求め、結局は我が家の中に幸せを見いだす話『青い鳥』がその名の由来。

　典型例としては、良い大学を卒業し良い仕事に就いたのに、自分の才能が正当に評価されていない、自分の能力が十分に発揮できる場を与えられていないと不満を抱いては、自分にもっと適していて、もっと評価される仕事があるはずだと転職を繰り返し、状況の悪化を招いてしまうものである。

　こうした青い鳥症候群の人は、成熟した客観視ができず、幼児的万能感を抱いている。また、尊大で謙虚さを欠き、対人関係を円滑に維持する協調性を欠き、成長の土台となる訓練などをやりきる忍耐力を欠き、世間的常識や人情の機微を欠き、鈍感で状況に合わせる能力を欠くものである。

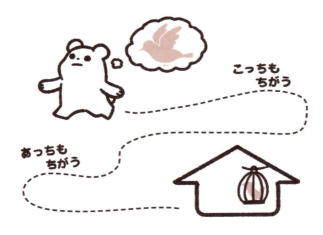

297 現実に適応できない男性

その他 ★★★

ピーターパン症候群

　大人社会に仲間入りしようとしない、成熟を拒否する男性のことを指す。永遠に大人にならない少年を描いた物語『ピーターパン』にその名は由来するが、ネバーランドに暮らすという夢のような楽しい話ではない。

　ピーターパン症候群の男性は、現実に対して責任を持てず、うまくいかないことを人のせいにし、集団に属さず仲間をつくれず孤独に過ごす。

　また、心のよりどころがなく不安を抱き、男性として女性に受け入れられる体験も乏しく性役割の葛藤を抱える。

　そんなうまくいかない自分を受け入れられず、理想的な自己像にとらわれる自己愛にしがみつき、男性であることの優位性を誇示する男尊女卑におちいりがちである。

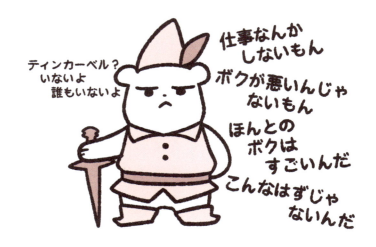

298 その他 ★★★

王子に守られたい女性

シンデレラ・コンプレックス

　青年期という心理的な自立を迎える年代に入った女性が、いつかは現れる王子様のような男性に自分の人生を任せ守られたいという依存願望を抱き、自立と依存の間で揺れ動く葛藤状態を指す。

　不遇な状況にある女性が王子に見初められて幸せになるおとぎ話『シンデレラ』に、世の中の女性を重ね合わせ、1981年に作家ダウリングが提唱した概念である。

　これに該当する女性は、自信がない中、自ら成功を目指さず男性に追従することを望み、自分が責任を負うことを避けようとする。それは同時に、女性の自立を妨げる心理状態でもある。

　シンデレラ・コンプレックスのようなロマンチック・ファンタジーに基づく結婚は、その後の失望、落胆、怒りなどの危機的な心理状態を招きうる点でも注意が必要だ。

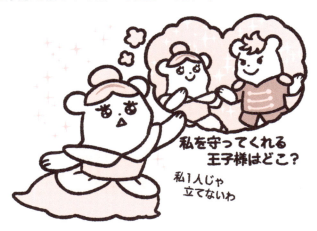

299 その他 ★★★

自分の成功が詐欺に思える人

インポスター症候群

　自分の能力を正しく評価できず、自信を持てず、自分の成功を信じられない人のこと。

　今、自分がうまくいっているのも何かの間違いやただの幸運であり、実際にはたいした能力がないことがいずれ周りの人にバレるだろうなどと思い込む。

　また、人に褒められても受け入れられず、過大評価されていると思い、人に評価されることに不安を感じる。

　インポスターとは詐欺師の意味だ。インポスター症候群では、うまくいっている自分として生きることが詐欺のように思えて悩み、日々の仕事などにストレスを感じ、新しく物事にチャレンジすることに不安を感じてしまう。

　一般的な精神医学では用いられない用語だが、人の性格や悩みの理解には有用な言葉と言える。

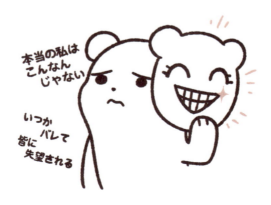

300 自殺未遂への医療者の不適切な発言

その他 ★★★

ガッデム症候群

「ガッデム」は、日本語で「ちくしょう」といった意味だ。重症度が高くない自殺未遂者が救急外来に運ばれてきたとき、医療者が「この程度で死ねるわけがないのに」「死ぬ気なんて最初からなかったくせに」などの侮辱的な発言をしてしまうのがガッデム症候群である。

こうした侮蔑的な発言を招く理由として、いつも全力で救っている命を自ら粗末にされたことへの怒り、患者に仕事を増やされたことへの不満、「自殺未遂で嫌な体験をすれば自殺行為を防げるかも」という考えなどがありうる。しかし、そうした不適切な発言はその患者を追い詰め、かえって自殺リスクを高める可能性がある。

この概念を提唱したアメリカの臨床心理学者シュナイドマンは、ガッデム症候群を感染性の病としている。もちろん細菌やウイルスが原因ではなく、ガッデム症候群の人が医療者に1人でもいると、周囲に伝染する点で注意が必要という意味である。

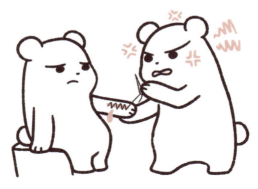

301 犯人に好意を抱く人質

その他 ♥

ストックホルム症候群

　犯罪に巻き込まれる中で、犯人に対して肯定的な認知が生じうる現象。スウェーデンのストックホルムで発生した130時間にわたる銀行強盗事件で、人質が犯人に肯定的な言動を見せたことから注目された。ストックホルムの事件では、人質だった1人が、犯人だった1人と結婚したことは驚くばかりだ。

　生命と自由が犯人に委ねられる中、犯人を否定すれば危害が加えられかねない状況で、無意識に生存本能が働き犯人に同調したと考えられる。

　長い時間、同じ環境で過ごし、犯人から危害を加えられず丁寧に扱われると生じやすいとされているが、狙って起こせるものではなく、頻度は非常に低い。

　なお、家庭内暴力、DV、虐待に遭い続ける者が、その相手に対して好意的な感情を抱くことで、その状況に適応するものは「家庭内ストックホルム症候群」と呼ばれる。

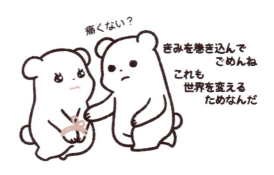

302 ガス灯現象

その他 ★★★

精神障害じゃないのに精神障害扱いすること

関連項目 > 統合失調症 | 170

　実際には精神障害ではないのに、家族など周りの人によって精神症状が捏造・誇張され、精神障害だとされてしまうこと。

　ある女性が夫に仕組まれて精神障害者に仕立て上げられるというストーリーの古い映画「Gaslight」がその名の由来だ。

　精神障害を心配しすぎた家族にちょっとした家庭内の喧嘩について「とんでもない興奮状態だった」と語られるかもしれないし、その人のちょっとしたミスについて「普通はするはずのない失敗だった」と語られ認知症が疑われたりするかもしれない。

　また、夫婦間のDVとしてもありえ、モラハラ夫に「お前はおかしい」と責められ続けて自信をなくし「私がおかしいのかも」と思ってしまうケースなども指摘されている。

　病識を欠く統合失調症の人が、周囲にその精神障害を指摘されるのに対してガス灯現象の語を引っぱり出して反発することがあるのは悩ましい。

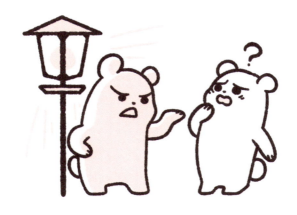

303 その他 好きな人に急に冷める女子

蛙化現象(かえるか)

　ずっと好意を寄せていた相手が自分に振り向いてくれた途端、その相手に嫌悪感を抱いてしまう現象。

　性交経験がない女性では、両想いになって性交の可能性が高まることへの抵抗感で蛙化現象が生じるとする「性交嫌悪説」で説明される。この場合、「逆に熱烈にアピールされて冷めた」といった発言が聞かれうる。

　そうでない女性では、実際に交際を始めれば良いところばかりではないリアルな姿を見るわけで、一方的に憧れ抱いていた虚像が失われる可能性に対する抵抗感で蛙化現象が生じるとする「虚像崩壊説」で説明される。確かに、片思い中に寄せた期待が大きいと「コケた姿がカッコ悪かった」などと小さなことで幻滅することもありうる。

　対義語に、好きな人ならどんなことでも良く見える「蛇化現象」がある。

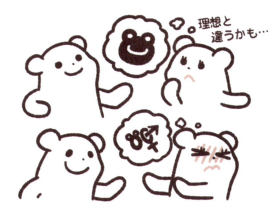

304

その他

黒い文字に見える色

共感覚

　何かを見たり聞いたり、何らかの感覚が刺激された際に、自動的に別の感覚も引き起こされるもの。

　具体的には、黒い文字にも色が見える「色字共感覚」が最も多い。このとき、黒い文字の近くに色が見える投射型もあれば、頭の中に色がイメージされる連想型もある。特定の文字に対して感じられる色は、共感覚者で共通するわけではなく個人によって異なる。

　ほかにも、聞いた音に色を感じる「色聴共感覚」、一列に書かれた数などが曲がって並んで見える「数型共感覚」がある。

　また、単語を見たり聞いたりしたときに味を感じたり、数字や文字に固有の性格を感じるものもある。

　まれな症状であり、病気ではない。

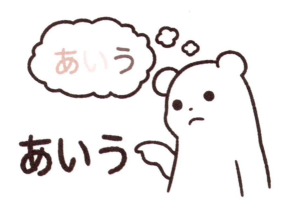

あとがき

　このあとがきを書いている今、皆さんが手にしているこの本の原稿を確認している。書き終えたものの、現時点ではただの文字、ただの情報、ただの紙でしかない。この本がどのような価値を持つかは、読み終えた皆さんがこの本をどう活かすかにかかっている。私自身が全体を読み通して思ったのは、一つひとつの文章が短く、イラストが加わることで、内容が本格的であっても比較的取っつきやすい本に仕上がったのではないかということだ。口当たりのよい本格料理を私は思い浮かべたが、皆さんの目にはどう映っただろうか。

　そんな本書、最初からここまでお読みいただいているとすれば、読者の皆さんは304もの精神症状・精神障害に触れてきたことになる。この本を通して、医療従事者でなくても、心の問題にはさまざまなことが起きうることを感じていただけただろう。そして、精神科医をはじめとする精神科の医療者の方々だったとしても、知らなかった症状にも出会ったり、すでに知っている症状についても、さらに知識を深めることに貢献できたものと期待している。

　本書は、2023年に出版した『教養としての精神医学』（KADOKAWA）とは、精神障害を中心に精神医学を解説した点で共通しており、2冊は姉妹本とも呼べる存在である。ただ2冊には明確に異なる点がある。『教養としての精神医学』は精神医学の全体像を、教科書のように体系的に解説した本であり、樹に例えるなら、根から幹、そして枝葉へと理解を

進めるような本であった。そして、本書はさまざまな精神症状に触れる中で精神医学への理解を深める本であり、生い茂るたくさんの葉から枝、その奥に見える幹へと理解を進めるような本となった。また違った方向から精神医学を理解する1冊になった。

　この本を読んだ感想はさまざまあると思う。ただ興味深く面白いと思った人もいれば、自分に重なるものを見いだした人もいるだろうし、勉強になったと思っていただけた人もいるかもしれない。皆さんが少しでもより心健やかに過ごす助けになれば、あるいは、皆さんが関わる誰かの心の健康の助けになればと願っている。そして、この本を通して、お読みになった皆さんに何かしらを提供できたとすれば幸いである。最初にも申し上げたように、この本の価値は皆さん次第。皆さんがこの本をどう活かすかを想像しながら本書を終えよう。

2024年9月

松崎朝樹

Index

欧 文

DSM-5	**18**
DSM-5-TR	**19**
HSP	**266**
TV 徴候	**281**, 282

あ 行

愛着障害 ············ **94**, 95, 96, 98
青い鳥症候群 ···················· **311**
アカシジア ················· 39, **158**
赤ちゃん部屋のおばけ ········· **151**
アクティベーション症候群 ····· **39**
アクティングアウト ············ **255**
悪夢障害 ························ **175**
アスペルガー症候群·· 58, 120, **122**
アダルトチルドレン ············ **309**
アットリスク精神状態 ········· **228**
アナストロフェ体験 ············ 219
アニミズム ····················· **300**
アパシー ····················· **38**, 55
アポフェニー ··················· **219**
アルコール依存症 ········ **100**, 104,
　105, 106, 107, 112, 289, 309, 310
アルコール離脱症状 ······ **103**, 216
アルツハイマー型認知症 ····· 124,
　268, 272, 276, 277, 278, 287, 289
アレキシサイミア ·············· **304**
アンテフェストゥム ············ **223**
アンビバレンス ··········· 198, **303**
アンヘドニア ···················· **38**
域外幻覚 ························ **237**
異食症 ····················· **186**, 188
異性装障害 ···················· 179
依存 ···························· **108**
依存性パーソナリティ症 ······ **264**
Ⅰ型／Ⅱ型・混合状態・ラピッド
　サイクラー ···················· **33**

一過性てんかん性健忘 ········ **274**
イネイブリング ················ **104**
イマジナリーコンパニオン····· **86**
インターネットゲーム行動症
　···················· 108, **110**
インポスター症候群··········· **314**
ウイングの３つ組 ········ **121**, 122
ウェルニッケ脳症 ············· **107**
うつ病（大うつ病性障害）···· **23**, 24,
　25, 26, 27, 28, 29, 30, 31, 33, 36,
　37, 38, 40, 42, 43, 44, 45, 47, 48,
　49, 50, 52, 53, 56, 126, 147, 226,
　269, 272, 297, 304
エイリアンハンド ·············· **239**
エクボム症候群 ················ **213**
エコラリア ·········· **124**, 131, 195
エディプス・コンプレックス
　···························· **299**
演技性パーソナリティ症 ······ **259**
オセロ症候群（嫉妬妄想）
　···················· 225, **289**
音楽性幻聴 ···················· **235**

か 行

外因性 ·························· **297**
概日リズム睡眠・覚醒障害··· **168**,
　279
回避性パーソナリティ症 ······ **263**
買い物依存症 ·················· **112**
快楽消失 ······················· 38
解離症 ········· **82**, 83, 84, 87, 163
解離性健忘 ········ 82, **84**, 163, 200
解離性同一症······ 82, **85**, 163, 200
蛙化現象 ······················ **318**
加害恐怖 ························ **64**
鏡徴候 ····················· 281, **282**
過換気症候群 ··················· **69**

確信型対人恐怖 ················· **75**

確認強迫 ··············· 60, **61**, 63

重ね着症候群 ················· **126**

カサンドラ症候群 ············· **58**

過集中 ······················· **129**

過食症 ······················· **185**

ガス灯現象 ··················· **317**

仮性認知症 ··················· **272**

カタトニア（緊張病）····· 26, 190, **195**, 227

ガッデム症候群 ··············· **315**

金縛り・睡眠麻痺 ······· 169, **170**

カプグラ症候群 ··············· **290**

仮面うつ病 ··················· **27**

空の巣症候群 ················· **51**

関係妄想 ···· 75, 193, **204**, 205, 214

間欠爆発症 ··················· **246**

喚語困難 ····················· **280**

ガンザー症候群 ··············· **87**

感情失禁 ····················· **278**

感情鈍麻 ········ 190, 191, 198, **201**, 275

観念奔逸 ················· 32, **41**

季節性うつ病 ··············· 37, **48**

吃音 ························· **132**

キネトプシア ················· **236**

機能性神経学的症状症 ··············· 82, 162, **163**

ギフテッド ··················· **139**

気分循環症 ··················· **44**

気分変調症 ··················· **43**

逆境的小児期体験 ············· **97**

ギャンブル障害 ··········· 108, **111**

共依存 ······················· **105**

境界性パーソナリティ障害···· 250

共感覚 ······················· **319**

強迫観念 ····················· 60

強迫行為 ····················· 60

強迫症 ········ **60**, 61, 62, 63, 64, 65, 66, 67, 113, 143

強迫性パーソナリティ症 ······ **262**

緊張病 ······················· **195**

クヴァード症候群 ············· **242**

クライネ・レビン症候群 ······ 171

クレーン現象 ················· **123**

クレプトマニア ··············· **109**

クレランボー症候群（恋愛妄想） ···················· 35, **211**, 225

計算障害 ··················· 133, 134

血管性認知症 ············· **270**, 272

血管迷走神経反射 ············· 79

月経前不快気分障害············· **46**

幻覚 ····· 26, 87, 103, 143, 150, 153, 156, 157, 161, 169, 170, 190, 191, **192**, 212, 216, 228, 231, 232, 234, 237, 243, 269, 275, 283

限局性学習症········ 119, **133**, 134, 135

言語新作 ····················· **220**

高次脳機能障害 ··············· **275**

高所恐怖症 ················· 68, **78**

コタール症候群 ············· **42**, 49

誇大妄想 ················· **35**, 225

コルサコフ症候群 ············· **107**

混合状態 ················· 33, **34**

さ 行

猜疑性パーソナリティ症 ······ **257**

サイクロチミア ··············· 44

罪業妄想 ················· 28, **30**

サイコパス ··········· 245, 261, **265**

サヴァン症候群 ··············· **137**

逆さバイバイ ················· **123**

作為症··························· 164

323

作為体験‥ 197, 200, 208, **209**, 212, 216

サザエさん症候群 ‥‥‥‥‥‥ 57

錯語 ‥‥‥‥‥‥‥‥‥‥‥‥ **280**

錯覚 ‥‥‥‥‥ **231**, 233, 236, 240

産褥期精神病‥‥‥‥‥‥‥‥ **150**

算数障害 ‥‥‥‥‥‥‥‥ 133, 134

自我障害 ‥‥‥‥‥‥ **200**, 208, 209

自我漏洩症状 ‥‥‥‥‥ 142, **145**

嗜銀顆粒性認知症 ‥‥‥‥‥ **276**

自己愛性パーソナリティ症‥‥ **260**

思考化声 ‥‥‥‥‥‥‥‥ 197, **207**

思考吹入‥‥ 197, 200, **208**, 209, 216

思考奪取 ‥‥‥‥‥‥ 197, 208, **209**

思考伝播 ‥‥‥‥ 145, 197, 200, **207**, 209

自己視線恐怖‥‥‥ 75, 143, **144**, 145

自己臭症 ‥‥‥‥ 75, **142**, 143, 145

思春期妄想症‥‥‥‥ **143**, 144, 145

自生思考 ‥‥‥‥‥‥‥‥‥ **216**

シゾイドパーソナリティ症‥‥ **256**

失見当識 ‥‥‥‥‥‥ 107, 156, **276**

実体的意識性‥‥‥‥ **232**, 237, 288

嫉妬妄想 ‥‥‥‥‥‥‥‥‥ **289**

自閉スペクトラム症‥‥‥ 58, 119, **120**, 121, 122, 123, 124, 125, 126, 129, 137, 165, 304

嗜癖 ‥‥‥‥ 105, **108**, 109, 111, 112, 113

自明性の喪失‥‥‥‥‥‥‥‥ **221**

社会的語用論的コミュニケーション症‥‥‥‥‥‥‥‥‥‥ **127**

社交不安症 ‥‥‥‥ 64, 67, 71, **74**, 75, 143, 144, 263

シャルル・ボネ症候群 ‥‥‥‥ **234**

醜形恐怖症（身体醜形症）‥‥‥ **67**, 75, 143, 145

集合体恐怖症‥‥‥‥‥‥‥‥ 80

周産期うつ病‥‥‥‥‥‥ **147**, 149

重篤気分調節症 ‥‥‥‥‥‥ **247**

シュナイダーの一級症状 ‥‥‥ **197**, 202, 207, 208, 209

純粋強迫観念‥‥‥‥‥‥‥‥ **64**

症状精神病 ‥‥‥‥‥‥ **153**, 297

昇進うつ病 ‥‥‥‥‥‥‥‥ **53**

小動物幻視 ‥‥‥‥‥‥ 103, **216**

書字障害 ‥‥‥‥‥‥‥‥ 133, 134

書字表出障害 ‥‥‥‥‥‥ 133, 134

心因性‥‥‥‥‥‥‥‥‥‥ **297**

新型うつ病 ‥‥‥‥‥‥‥‥ **47**

心気症‥‥‥‥ 77, **154**, 162, 213

心気妄想 ‥‥‥‥‥ 28, **29**, 225

神経性オルトレキシア ‥‥‥ **187**

神経性やせ症‥‥‥‥ **183**, 184, 185

心身症‥‥‥‥‥‥‥‥ **155**, 304

心神喪失 / 心神耗弱 ‥‥‥‥‥ **301**

身体依存 ‥‥‥‥‥‥ 100, **106**

身体化障害 ‥‥‥‥‥‥ **161**, 162

身体醜形症 ‥‥‥‥‥‥‥‥ **67**

身体像障害、ボディイメージの障害 ‥‥‥‥‥‥‥‥ 183, **184**

身体表現性障害 ‥‥‥ 154, 161, **162**, 213

心的外傷後ストレス症 ‥‥‥ 38, **89**, 90, 91

シンデレラ・コンプレックス ‥‥ **313**

睡眠関連摂食障害 ‥‥‥‥‥‥ **176**

睡眠時驚愕症‥‥‥‥‥‥‥‥ 173

睡眠時無呼吸症候群‥‥‥‥‥ **167**

睡眠時遊行症‥‥ **172**, 173, 174, 176

ズーフィリア‥‥‥‥‥‥ 180, **181**

過ぎ去り幻覚‥‥‥‥‥‥‥‥ **288**

スチューデントアパシー ‥‥‥ **55**

ストックホルム症候群 ‥‥‥‥ **316**

スプリッティング ………… **253**
生気的抑うつ………………… 24
生気的悲哀 ………………… 24
正常圧水頭症 ……………… **273**
精神依存 ………… 100, **106**, 108
精神運動興奮 … **26**, 103, 156, 195
精神運動制止（精神運動抑制）
　………………………… **25**, 36
青年期危機 ………………… **141**
性別違和（性同一性障害）
　………………………… **294**, 295
世界没落体験……… 196, **210**, 219
接触欠損パラノイド ………… **292**
窃盗症……………………… 109
セネストパチー ………… **236**, 243
遷延性悲嘆症……………… **92**
洗浄強迫 ………………… 60, **62**
選択性緘黙 ………………… **76**
全般不安症 ……………… 71, **77**
前頭側頭型認知症 ………… **271**
せん妄……… 153, **156**, 157, 192,
　216, 231, 233, 276, 297
双極症（双極性障害）…… 25, 28,
　29, 30, **31**, 32, 33, 34, 37, 42, 44,
　158, 226, 227, 247, 297
躁状態…… 26, 31, **32**, 33, 34, 35, 39,
　41, 44, 153, 223
想像妊娠 ………………… **241**, 242
相貌失認 ………………… **285**
素行症…………………… **245**

た 行

退却神経症 ………………… 55
退行期うつ病………………… **49**
耐性 ……………… 100, **102**, 112
タイムスリップ現象………… **125**
脱抑制型対人交流症……… 94, **95**

ダブル・デプレッション …… 43
ためこみ症 ………………… **65**
遅延報酬割引……………… **116**
知覚変容発作…………… **224**, 238
チック症 …… 119, 124, **130**, 131
知的発達症 …… 119, 123, **136**, 186
注意欠如多動症 ‥ 119, 126, **128**, 129
注察妄想 ………… 193, **204**, 205
注射恐怖症 ………………… **79**
聴覚過敏 …………………… **165**
通過症候群 ………………… **157**
爪噛症 ………………… 66, **115**
ディオゲネス症候群………… **286**
ディスカリキュリア …… 133, **134**
ディスグラフィア ……… 133, **134**
ディスチミア……………… 43
ディスレクシア ……… 133, **135**
適応反応症（適応障害）…… 40, **45**,
　58, 297
テクノストレス症候群 ……… **54**
デジャブ…………………… **302**
デモラリゼーション ………… **40**
転移性恋愛 ………………… **307**
転換性障害 ………………… 163
同一性障害 ………… 250, **254**
動因喪失症候群 …………… **117**
投影性同一視……………… **251**
統合失調型パーソナリティ症
　………………………… 228, **258**
統合失調感情症 …………… **226**
統合失調症 ……… 35, 64, 67, 124,
　143, 144, 158, 159, 186, **190**, 191,
　192, 193, 194, 195, 196, 197, 198,
　199, 201, 202, 204, 205, 206, 207,
　209, 210, 212, 215, 217, 218, 219,
　220, 221, 222, 223, 224, 225, 226,
　227, 228, 232, 235, 236, 241, 243,

256, 286, 289, 290, 291, 297, 317

同性愛‥‥‥‥‥‥‥‥‥‥‥ **295**

トゥレット症候群‥‥‥‥‥‥ **131**

読字障害‥‥‥‥‥‥‥‥‥ 133, 135

どもり‥‥‥‥‥‥‥‥‥‥‥ **132**

トライポフォビア‥‥‥‥‥‥ **80**

トランスジェンダー‥‥‥‥‥ 294

トリコチロマニア‥‥‥‥ 66, **113**, 114, 186

とりつくろい反応‥‥‥‥‥‥ **277**

ドリトル現象‥‥‥‥‥‥‥‥ **215**

トレマ‥‥‥‥‥‥‥‥‥ **218**, 219

な 行

内因性‥‥‥‥‥‥‥‥‥‥‥ **297**

ナルコレプシー‥‥‥‥‥ **169**, 192

荷下ろしうつ病‥‥‥‥‥‥‥ **50**

二重見当識‥‥‥‥‥‥‥‥‥ **222**

二重うつ病‥‥‥‥‥‥‥‥‥ 43

ネクロフィリア‥‥‥‥‥ 180, **181**

根こぎうつ病‥‥‥‥‥‥‥‥ **56**

眠り姫症候群‥‥‥‥‥‥‥‥ **171**

は 行

バーンアウト症候群（燃え尽き症候群）‥‥‥‥‥‥‥‥‥ **50**

パイロマニア‥‥‥‥‥‥‥‥ **108**

発達障害‥‥‥‥ **119**, 126, 127, 307

発達性協調運動症‥‥‥‥ 119, **138**

発達性トラウマ障害‥‥‥‥‥ **98**

パニック症（パニック障害）‥ 68, **70**, 71, 72

パニック発作‥‥‥‥ 39, **68**, 69, 70, 72, 78

場面緘黙（選択性緘黙）‥‥‥ **76**

パラフィリア‥‥‥‥‥‥‥‥ **178**

パレイドリア‥‥‥‥‥‥‥‥ **233**

パロスミア‥‥‥‥‥‥‥‥‥ **240**

反響言語‥‥‥‥‥‥‥‥‥‥ 124

反抗挑発症‥‥‥‥‥‥‥‥‥ **248**

反社会性パーソナリティ症‥ **261**, 265

反芻思考‥‥‥‥‥‥‥‥‥‥ **305**

反応性アタッチメント障害 ‥‥‥‥‥‥‥‥‥‥ 94, **96**

ピーターパン症候群‥‥‥‥‥ **312**

悲哀‥‥‥‥‥‥‥‥‥‥‥‥ 24

被害妄想‥‥ 193, 204, **205**, 206, 225

ひきこもり‥‥‥‥‥‥‥‥‥ **308**

ピサ症候群‥‥‥‥‥‥‥‥‥ **159**

微小妄想‥‥‥‥‥ **28**, 29, 30, 49, 223

悲嘆‥‥‥‥‥‥‥‥‥‥‥‥ 24

ピック病（前頭側頭型認知症） ‥‥‥‥‥‥‥‥ 124, **271**, 286

引っ越しうつ病‥‥‥‥‥‥‥ **52**

非定型うつ病‥‥‥‥‥ 23, **37**, 47

非定型精神病‥‥‥‥‥‥‥‥ **227**

被毒妄想‥‥‥‥‥‥‥‥‥‥ **206**

皮膚寄生虫妄想（エクボム症候群） ‥‥‥‥‥‥‥‥‥‥‥‥ **213**

皮膚むしり症‥‥‥‥‥‥ **66**, 113

憑依妄想‥‥‥‥‥‥‥‥‥‥ **212**

病気不安症‥‥‥‥‥‥‥ **77**, 154

病識欠如‥‥‥‥‥‥‥‥‥‥ **199**

氷食症‥‥‥‥‥‥‥‥‥ 186, **188**

広場恐怖‥‥‥‥‥‥‥‥‥ 70, **72**

敏感関係妄想‥‥‥‥‥‥‥‥ **214**

貧困妄想‥‥‥‥‥‥‥‥‥ 28, **29**

フェティシズム‥‥‥‥‥‥‥ **178**

賦活症候群‥‥‥‥‥‥‥‥‥ 39

複雑性 PTSD‥‥‥‥‥‥‥ **91**, 98

服装倒錯‥‥‥‥‥‥‥‥‥‥ **179**

ふざけ症‥‥‥‥‥‥‥‥‥‥ **284**

不思議の国のアリス症候群‥‥ **238**

二人組精神病……………… **229**
復権妄想………………… **212**
不登校…………… 76, 141, **307**
フラッシュバック …… 89, **90**, 125
振り返り現象………………… 278
ブルーマンデー症候群………… **57**
プレコックス感……………… **217**
フレゴリの錯覚………… 290, **291**
ブロイラーの４つのＡ… **198**, 303
分離不安症 ………………… **73**
閉所恐怖症 ………………… **78**
ヘッドターニングサイン …… **278**
ペドフィリア………… 178, **180**
変換症………………………… 163
ボーダーラインパーソナリティ症
…… **250**, 251, 252, 253, 254, 255
放火癖………………………… 108
ポストフェストゥム………… **223**
微笑みうつ病……………… **47**
ボンディング障害…………… **149**

ま 行

まさにピッタリ感…………… **62**
マタニティブルーズ………… **148**
幻の同居人……………… **283**, 288
マリッジブルー……………… **53**
慢性疲労症候群……………… **160**
見捨てられ不安……… 250, **252**
ミュンヒハウゼン症候群 …… **164**
夢遊病………………………… 172
無力妄想…………………… **214**
酩酊 ………………………… **101**
メランコリア……………… **36**
メンタルチェッキング………… **63**
妄想 … 26, 28, 42, 143, 150, 153, 156,
186, 190, 191, 192, **193**, 198, 199,
202, 203, 204, 205, 206, 209, 210,

212, 213, 214, 215, 218, 222, 223,
225, 226, 228, 229, 232, 243, 250,
258, 275, 283, 289, 290, 291, 292
妄想気分……………… **196**, 210, 218
妄想症…… 211, 212, **225**, 286, 289,
290, 291
妄想知覚……… 197, **202**, 203, 219
妄想着想…………………… **203**
燃え尽き症候群……………… **50**
物盗られ妄想……………… **287**
モリア………………………… 284

や 行

夜驚症……………………… **173**
ヤングケアラー……………… **310**
夕暮れ症候群……………… **279**
陽性症状と陰性症状…… 38, 117,
190, **191**, 194, 201, 217, 256, 304
陽性転移と陰性転移………… **298**
予期不安……………… 70, **71**
予期憂慮……………… 71, 77
抑うつ気分………… **24**, 36, 148

ら 行

ライカントロピー…………… **243**
ラピッドサイクラー………… **33**
ラプンツェル症候群…… **114**, 186
離人症………… 82, **83**, 163, 200
ルサンチマン……………… **306**
レストレスレッグス症候群… 158,
171
レビー小体型認知症…… 174, 192,
231, 232, 233, 236, 237, **269**, 272,
283, 288, 290, 291
レム睡眠行動異常症…… **174**, 269
恋愛妄想…………………… **211**
連合弛緩………… 190, **194**, 198

松崎　朝樹（まつざきあさき）
精神科医・筑波大学医学医療系臨床医学域精神神経科講師。筑波大学卒業。いくつもの精神科病院や総合病院の精神科、国立精神・神経医療研究センター勤務を経て、2014年より現職。ベストティーチャー賞を何度も受賞。『教養としての精神医学』（KADOKAWA）、『精神診療プラチナマニュアル』（メディカル・サイエンス・インターナショナル）など著書多数。『メンタル系YouTuberの会』の会長を務め、医療者からも注目を集めるメンタル系YouTuberでもある。

YouTube：『精神科医 松崎朝樹の精神医学』／『精神科医 松崎朝樹2ndチャンネル』
X：@Psycho_Note
Instagram：@psychonotejp
TikTok：@psychiatristmatsuzaki

1分で精神症状が学べる本３０４

2024年9月19日　初版発行
2025年3月20日　再版発行

著者／松崎　朝樹

発行者／山下　直久

発行／株式会社KADOKAWA
〒102-8177　東京都千代田区富士見2-13-3
電話　0570-002-301（ナビダイヤル）

印刷所／大日本印刷株式会社

製本所／大日本印刷株式会社

本書の無断複製（コピー、スキャン、デジタル化等）並びに
無断複製物の譲渡および配信は、著作権法上での例外を除き禁じられています。
また、本書を代行業者等の第三者に依頼して複製する行為は、
たとえ個人や家庭内での利用であっても一切認められておりません。

●お問い合わせ
https://www.kadokawa.co.jp/（「お問い合わせ」へお進みください）
※内容によっては、お答えできない場合があります。
※サポートは日本国内のみとさせていただきます。
※Japanese text only

定価はカバーに表示してあります。

©Asaki Matsuzaki 2024　Printed in Japan
ISBN 978-4-04-606860-6　C0047